河南省护理学会组织编写

健康中国 · **跟我学护理** · 全媒体科普丛书

总主编　宋葆云　孙　花

守望生命花开
护佑女性健康

本册主编　兰　红
张红利
张　侠

郑州大学出版社

图书在版编目(CIP)数据

守望生命花开　护佑女性健康 / 兰红，张红利，张侠主编. — 郑州：郑州大学出版社，2021. 8

（健康中国·跟我学护理·全媒体科普丛书 / 宋葆云，孙花总主编）

ISBN 978-7-5645-7986-9

Ⅰ. ①守…　Ⅱ. ①兰…②张…③张…　Ⅲ. ①妇产科病 - 护理　Ⅳ. ①R473.71

中国版本图书馆 CIP 数据核字(2021)第 136139 号

守望生命花开 护佑女性健康

SHOUWAGN SHENGMING HUAKAI HUYOU NVXING JIANKANG

策划编辑	李龙传	封面设计	曾耀东
责任编辑	刘　莉	版式设计	凌　青
责任校对	薛　晗	责任监制	凌　青　李瑞卿

出版发行	郑州大学出版社有限公司	地　　址	郑州市大学路 40 号(450052)
出 版 人	孙保营	网　　址	http://www.zzup.cn
经　　销	全国新华书店	发行电话	0371-66966070
印　　刷	新乡市豫北印务有限公司		
开　　本	710 mm×1 010 mm　1 / 16		
印　　张	10.75	字　　数	170 千字
版　　次	2021 年 8 月第 1 版	印　　次	2021 年 8 月第 1 次印刷

书　　号	ISBN 978-7-5645-7986-9	定　　价	37.00 元

健康中国·跟我学护理·全媒体科普丛书

作者名单

丛书编写委员会

主　审　王　伟

主　编　宋葆云　孙　花

编　委　（以姓氏首字笔画为序）

于江琪　王　伟　王云霞　牛红艳
方慧玲　田　胜　冯英璞　兰　红
兰云霞　邢林波　成巧梅　刘　姝
刘延锦　孙　花　孙明明　孙淑玲
李秀霞　李拴荣　吴松梅　吴春华
宋葆云　张红梅　张林虹　张玲玲
周诗扬　姜会霞

本册编写委员会

主　编　兰　红　张红利　张　侠

副主编　范彦文　常明明　常俊丽　石　岩
张卫青　翟清华　任曼曼　张连琴

编　委　（以姓氏首字笔画为序）

马　莉　马　静　马欣雅　王亚嫚
王晶晶　安　乐　许　哲　许高杰
孙淑玲　杜　丽　李如旭　陈媛媛
郭　芬　姬永芹　黄　懿　崔海霞
魏博文

视频制作编辑　（以姓氏首字笔画为序）

习红丽　王　玲　王龙君
田亚明　李　娜　明静祎
胡青霞　郭　礼　裴　亚

创作、协作单位

郑州大学第二附属医院
郑州大学第一附属医院
河南科技大学第一附属医院
河南省濮阳油田总医院
河南郑州市第六人民医院
洛阳市精神卫生中心

出版说明

健康是人的基本权力，是家庭幸福的基础，是社会和谐的象征，是国家文明的标志。党和国家把人民群众的健康放在优先发展的战略地位，提出“健康中国”战略目标，强调为人民群众提供公平可及的全方位、全周期的健康服务。这就要求护理人员顺应时代和人民群众的健康需求，以健康科普为切入点，加速促进护理服务从“以治疗为中心”转向“以健康为中心”，精准对接人民群众全生命周期的健康科普、疾病预防、慢性病管理、老年养护等服务领域，为人民群众提供喜闻乐见的优秀护理科普作品，不断提高人民群众的健康素养及防病能力，是时代赋予护理工作者神圣的使命和义不容辞的职责。

河南省护理学会健康教育专业委员会组织百余名护理专家，深耕细作，历时两年，编写这套护理科普丛书“跟我学护理”，其作者大多是临床经验丰富的护理部主任、三级医院的护士长、科普经验丰富的优秀护师、护理学科的带头人。她们把多年的护理经验和对护理知识的深刻理解，转化为普通百姓最为关心、最需要了解的健康知识和护理知识点，采用“一问一答”的形式，全面解答了各个专科的常见病、多发病、慢性病的预防知识、安全用药、紧急救护、康复锻炼、自我管理过程中的护理问题。同时，对各个学科最新的检查和治疗方法做了介绍，以帮助和指导患者及家属正确理解、选择、接纳医生的治疗建议。本丛书图文并茂，通俗易懂，紧跟时代需求，书中融入微视频，扫码可以观看讲解，通过手机可以分享，丰富了科普书创作形式，提升了科普作品的传播功能。丛书共有16个分册，3 000多个问题，800多个微视频。凝聚了众多护理专家的心血和智慧。

衷心希望，我们在繁忙的工作之余，总结汇编的这些宝贵的护理经验能给广大读者更多的健康帮助和支持，让我们一起为自己、家人和人民群众的健康而努力。同时，也希望这套丛书能成为新入职护理人员、医护实习人员、基层医护人员和非专科护理人员开展健康科普的参考用书，让我们牢记医者使命，担当医者责任，弘扬健康理念，传播健康知识，提升全民健康素养，为健康中国而努力。

在此，特别感谢中华护理学会理事长吴欣娟教授为丛书作序，向参加丛书编写的所有护理专家团队及工作人员表示衷心的感谢，向河南省护理学会各位领导及健康教育专业委员会各位同仁给予的支持致以诚挚的谢意，衷心地感谢协作单位及视频制作的护理同仁为此工程付出的辛苦努力！

河南省护理学会健康教育专业委员会

2019 年 5 月

序

现代护理学赋予护士的根本任务是“促进健康，预防疾病，恢复健康，减轻痛苦”。通过护理干预手段将健康理念和健康知识普及更广泛的人群，促使人们自觉地采取有利于健康的行为，改善、维持和促进人类健康，是一代又一代护理人探索和努力的方向。

河南省护理学会组织百余名护理专家，深耕细作，历时两年，编写这套护理科普丛书“跟我学护理”。本套丛书共有16个分册，3 000多个护理问题，800多个微视频，全景式地解答了公众最为关心、最需要了解的健康问题和护理问题。丛书图文并茂，通俗易懂，采用“一问一答”的方式为广大读者答疑解惑，悉心可触，匠心可叹。丛书融入了生动的微视频，可以扫码收看讲解，可谓是一部可移动的“超级护理宝典”，是全媒体时代创新传播的成功典范。

健康科普读物带给人们的不仅仅是健康的知识，更能让人们在阅读中潜移默化地建立起科学的健康行为方式，这是我们赋予健康科普书籍的最终意义。愿这套护理科普丛书的出版，能够为全国400多万护理同仁开启健康科普和科普创作的新征程，不忘初心，不负使命，聚集力量，加速护理服务精准对接人民群众全生命周期的健康科普、疾病预防、慢病管理、老年养护等服务领域需求，让健康科普成为常态化的护理行动，使其在护理工作中落地生根，让护士真正成为健康科普及健康促进的倡导者和践行者，为中国梦和人类的健康做出新的贡献！

在此，我谨代表中华护理学会向参加丛书编写的护理专家团队及工作人员表示衷心的感谢！向河南省医学会秘书长王伟对丛书编审工作给予的大力支持和专业指导致以诚挚谢意！

中华护理学会理事长 吴欣娟

2019年5月

前 言

近年来，我国妇科疾病的患病率呈逐年上升趋势，妇科肿瘤严重威胁着女性身心健康，不孕不育给无数家庭和社会带来了沉重的经济负担，严重影响家庭幸福和我国人口出生质量，更年期综合征严重影响45～55岁女性的生活质量。为普及妇产科健康及相关疾病知识，提高广大女性健康素养，减少相关疾病的发生，提高我国人口出生质量和广大女性的生活质量，我们编写了护理科普书《守望生命花开　护佑女性健康》。

本分册包含3篇，分别是孕产期护理、妇科常见疾病护理、辅助生殖技术及避孕。第一篇重点介绍孕产期护理及婴儿护理方面的健康问题，分为孕期护理、异常妊娠护理、分娩期护理、产褥期护理、新生儿护理。第二篇包括妇科内分泌疾病、妇科炎症、压力性尿失禁、子宫内膜异位症与子宫腺肌病、人乳头瘤病毒感染、妇科常见肿瘤，涵盖了女性不同时期的常见病。第三篇介绍了辅助生殖技术和避孕。本书内容翔实全面，采用一问一答形式呈现，通俗易懂，深入浅出，重点内容配有音视频，希望能对广大女性同胞正确认识妇产科健康问题，缓解心理压力，轻松管控自身健康有所帮助。

尽管编写过程中编者搜集了大量资料，付出了诸多辛苦与努力，但由于能力和经验不足，书中可能会有疏漏和错误之处，敬请读者谅解，并热诚欢迎批评指正！

编者

2020年7月于郑州

目　录

第一篇　孕产期护理

第二篇　妇科常见疾病护理

第三篇　辅助生殖技术及避孕

第一篇 孕产期护理

一、孕期护理

(一)孕期护理常识

1. 怎么知道自己妊娠了?

育龄期有性生活史的健康女性,平时月经周期规律,一旦月经过期,应考虑到妊娠,超过 10 天仍未来潮者,要高度怀疑妊娠的可能。以下 3 种方法可以确定妊娠:①妊娠试验阳性,即早早孕试纸检测尿液阳性;②静脉血测定人绒毛膜促性腺激素(HCG)升高;③超声检查可见妊娠囊或胚芽、原始血管搏动。

2. 如何推算预产期?

十月怀胎,一朝分娩。从卵子和精子相结合成为具有发育能力的受精卵开始,孕妈就开始盼着宝宝降临的那一刻。那么宝宝正常情况下应该何时出生呢?如何推算预产期呢?

如果月经周期规律,阳历:末次月经月数加 9 或减 3,月经第一天日期加 7。农历:末次月经月数加 9 或减 3,月经第一天日期加 15。例如:末次月经为 2018 年 4 月 10 日,那么预产期就是 2019 年 1 月 17 日。

如果月经周期不规律,医生会根据早孕反应时间及 B 超检查的妊娠囊或胚芽大小来推算预产期,也就是说 B 超检查的结果也是推算预产期的依据,所以保留早期的 B 超结果很重要。

3. 什么是产前检查？妊娠几周开始做产前检查？

产前检查是监测胎儿发育和宫内生长环境，监护孕妇各系统变化，促进健康教育与咨询，提高妊娠质量，减少出生缺陷的重要措施。规范和系统的产前检查是确保母婴健康和安全的关键环节。首次产前检查的时间应从确诊孕早期开始，一般以妊娠 6 ~ 8 周为宜。

4. 孕期需要做多少次产前检查？

产前检查可以确定孕妇和胎儿的健康状况，及时发现和处理异常情况，对胎儿宫内情况进行监护，保证孕妇和胎儿的健康直至安全分娩。一般情况下，整个孕期共需做7 次产前检查。产前检查的孕周：妊娠6 ~ 13 周，14 ~ 19 周，20 ~ 23 周，24 ~ 28 周，29 ~ 32 周，33 ~ 36 周，37 ~ 41 周。有高危因素者，酌情增加产前检查次数。

5. 产前检查有哪些项目？

孕期为了监测宝宝的生长发育及母亲情况，需要定期进行产前检查，不同的孕周，产前检查的内容也不一样。

第一次产前检查（妊娠 6 ~ 13 周）：建立孕期保健手册；早孕超声确诊；确定孕周，推算预产期；评估孕期高危因素；测量血压、体重，计算体重指数（BMI）；检查血常规、尿常规、血型（ABO 和 Rh）、肝功能、肾功能、空腹血糖、乙型肝炎表面抗原（HbsAg）、梅毒螺旋体、心电图，以及筛查人类免疫缺陷病毒（HIV）和丙型肝炎病毒（HCV）等。孕 11 ~ 13 周超声测量胎儿颈后透明层厚度（NT）。

第二次产前检查（14 ~ 19 周）：分析首次产前检查的结果；询问阴道出血、饮食、运动情况；血压、体重、宫底高度、腹围，胎心率。孕 15 ~ 20 周孕中期筛查唐氏综合征。

第三次产前检查（20 ~ 23 周）：询问胎动、阴道出血、饮食、运动情况；测量血压、体重、宫底高度、腹围、胎心率；检查血常规、尿常规。孕 22 ~ 24 周做胎儿系统超声，筛查严重畸形的胎儿。孕 22 ~ 28 周，做胎儿四维彩色多普勒超声检查(简称彩超)。

第四次产前检查(24～28 周):询问胎动、阴道出血、宫缩、饮食、运动情况;测量血压、体重、宫底高度、腹围、胎心率;检查尿常规,做糖耐量筛查。Rh 阴性血型者,检查抗 D 滴度;早产高危者,采集宫颈阴道分泌物检测纤维连接蛋白(fFN)水平。

第五次产前检查(29～32 周):询问胎动、阴道出血、宫缩、饮食、运动情况;测量血压、体重、宫底高度、腹围,胎心率并检查胎位;检查血常规、尿常规,超声检查胎儿生长发育情况、羊水量、胎位、胎盘位置。早产高危者,超声测量宫颈长度或采集宫颈阴道分泌物检测 fFN 水平。

第六次产前检查(33～36 周):询问胎动、阴道出血、宫缩、皮肤瘙痒、饮食、运动、分娩前准备情况;测量血压、体重、宫底高度、腹围、胎心率,检查胎位;检查尿常规;孕 32～34 周检测肝功能、血清胆汁酸水平。高危孕妇者,孕 34 周开始做电子胎心监护(无负荷试验)并复查心电图。

第七次产前检查(37～41 周):询问胎动、宫缩、见红等情况;测量血压、体重、宫底高度、腹围、胎心率,检查胎位;检查宫颈及宫颈成熟度(Bishop 评分)。超声检查评估胎儿大小、羊水量、胎盘成熟度、胎位、脐动脉收缩期峰值和舒张末期流速之比(S/D);每周进行一次无负荷试验。

6. 孕期做 B 超对胎儿有影响吗?

B 超是大家耳熟能详的一个检查方法,可是一些孕妇认为妊娠了什么辅助检查都不能做,害怕 B 超对胎儿有影响。那么 B 超到底对胎儿有没有影响呢? B 超是一个二维超声波,用于医学临床已有 90 多年的历史。在漫长的医学实践中,至今未有人报道过 B 超对人体组织器官及胎儿能够造成损伤。B 超可以检测胎儿发育是否正常,有无胎儿畸形,确定胎盘位置、胎盘成熟度、羊水量等。所以 B 超检查仍是目前临床上方便、安全、有效的监测方法。

7. 孕期需要做多少次 B 超检查?

整个孕期至少做 5 次 B 超检查。①孕 6～8 周,了解胚胎是否存活;②孕

11～13 周测量胎儿颈后透明层厚度；③孕 22～24 周做胎儿系统超声检查，筛查严重畸形的胎儿；④孕 30～32 周检查胎儿生长发育情况、羊水量、胎位、胎盘位置；⑤孕 37～41 周评估胎儿大小、羊水量、胎盘成熟度、胎位、S/D 值等。当然，如果孕期有并发症或合并症，需视病情酌情增加检查次数。

8. 胎儿畸形为何常发生在孕早期？

整个孕期分为 3 个时期，即妊娠早期（孕早期）、妊娠中期（孕中期）、妊娠晚期（孕晚期）。孕 1～13 周为妊娠早期，14～27 周为妊娠中期，28 周及其后为妊娠晚期。妊娠早期是受精卵发育的主要阶段，既是胎儿最娇嫩、最敏感的时期，也是胎儿易出现畸形、流产的阶段。此期胚胎儿乎要完成各器官、系统、人体外形和四肢的发育，初具人形，成为胎儿，但神经系统和泌尿生殖系统尚在继续发育变化。若有害因素或疾病作用于母体，常可累及胎儿，影响其正常发育而形成畸形。因此，孕早期要避免有害因素对胚胎的致畸影响，以免发生出生缺陷。

9. 胎动从妊娠儿周开始？

胎动是指胎儿在子宫内冲击子宫壁的躯体活动。一般在孕 18 周后 B 超检查可以发现，孕 18～20 周后孕妇可自己感觉到胎动，有时在腹部检查可以看到或触到胎动。正常胎动每小时不少于 3 次，12 h 明显胎动次数为 30～40 次以上。每个胎儿的活动都有一定的规律和时间，监测胎动的变化，是评价胎儿宫内情况最简单有效的方法之一。如果发现胎动次数明显减少或突然增多，很可能是宝宝发出的求救信号，需要立即到医院进行检查。

10. 孕妇怎样数胎动？（视频：怎样数胎动？）

怎样数胎动？

胎动监测是评价胎儿宫内情况最简便有效的方法之一，数胎动是孕妇自我监护胎儿情况的一种简易手段。孕 28 周后，孕妇要坚持每天数胎动，以监测宝宝的情况。数胎动应该每日早、中、晚各 1 次，每次 1 h，然后将 3 h 的胎动数相加乘以 4，就代表 12 h 的胎动数了。孕妇数胎动时，环境要安静，思想要集中，可以取坐位或侧卧位，将两手轻放于腹壁上体会胎动。可用一些扣子、棋子等小物件计数，以免遗忘或数错。孕妇需要每天定时记录胎动，当发现胎动异常，如活动次数过少时，或者在一段时间内胎动超过正常次数，胎动频繁或无间歇躁动，应及时就诊。随着孕周增加，胎动逐渐由弱变强，足月时胎动因羊水量的减少和空间变小而逐渐变弱。每个胎儿都有自己的活动规律，所以孕妇一定要时刻关注胎动的变化。如果出现胎动明显减少或躁动，要立即去医院就诊。而胎动的变化只有孕妇才能知道，所以说宝宝的安危孕妇先知，别人是代替不了的。

11. 什么是高危妊娠？高危孕妇该怎么办？

看见“高”和“危”两个字，我们就知道一定是伴随的风险比较大。那么，该如何判断自己是否属于高危妊娠呢？一般来说，具有下列情况之一者都属于高危妊娠。

（1）年龄<18 岁或>35 岁。

（2）有异常孕产史者，如流产、早产、死胎、死产、各种难产及手术产、新生儿死亡、新生儿溶血性黄疸、先天缺陷或遗传性疾病。

（3）孕期接触有害物质，如放射线、同位素、农药、化学毒物等，以及一氧化碳中毒及服用对胎儿有害的药物。

（4）母婴血型不合；孕期出血，如前置胎盘、胎盘早剥。

（5）妊娠期高血压疾病、妊娠糖尿病；妊娠合并内科疾病，如心脏病、肾炎、病毒性肝炎、重度贫血、病毒感染（巨细胞病毒、疱疹病毒、风疹病毒）等；曾患或现患有生殖器官肿瘤。

（6）早产或过期妊娠；胎位、胎盘及脐带异常；产道异常（包括骨产道及软产道）；多胎妊娠、羊水过多、羊水过少；辅助生殖。

（7）低体重（BMI<18.5 kg/m^2）或肥胖（BMI>30.0 kg/m^2）。

具有高危妊娠因素的孕妇称为高危孕妇，需要增加产前检查的次数和内容，做到早发现、早预防、早治疗。

12. 孕期有必要“谈药色变”吗?（视频:孕期怎样安全用药?）

孕期怎样安全用药?

孕期是个特殊的生理期,其间各系统均有明显的适应性改变,药物在孕妇体内发生的药代动力学和药效学也会与非孕期有明显的差异;药物可直接作用于胚胎,对其产生影响;也可间接通过生物转化成为代谢产物后具有致畸作用。孕期母体代谢状态、胎儿的生长发育、胎盘功能变化都会影响药物的吸收、分布、代谢、排泄,对药物的毒性产生不同程度的影响,所以孕产妇要合理用药,选择相对安全的药物,既能治疗疾病又能避免对胎儿造成不良影响。

药物对胎儿危险性等级标准分为 5 个等级,其中 A 级表示对胎儿无不良反应,是安全的;B 级表示比较安全。所以,孕期用药无须“谈药色变”,可具体问题具体分析,但切记要找产科医生进行用药指导。

13. 妊娠后为何情绪变化比较大?（视频:妊娠后怎样保持心情愉快?）

妊娠后怎样保持心情愉快?

孕期由于体内各种激素水平的变化和互相影响,加上初产妇担心孩子发育等问题,会出现情绪变化比较大等现象。惊喜、接纳、珍惜、期待等属于积极情绪,多见于有妊娠计划、有准备(思想、住房、经济等方面的准备)、渴望妊娠的孕妇;害羞、担心、拒绝、焦虑甚至恐惧属于消极反应,多见于意外妊娠的孕妇;孕妇身边人(爱人、婆婆)的反应对孕妇也会产生一定的影响。这些反应大多数孕妇都会出现,但每个人的反应程度和持续时间不同,孕妇不必过于担心。这些是正常的表现,但是,孕妇还是要控制自己的情绪,保持愉悦的心情,以利于胎儿的生长发育。

14. 孕期被狗咬了可以接种疫苗吗?

在长达 40 周的妊娠过程中,孕妇不可避免地会遭到一些疾病的侵袭,万一被狗咬了,可以接种疫苗吗? 安全吗?

其实,有些疫苗是孕妇绝对禁用的,有些疫苗孕妇是可以注射的,这主要由疫苗性的质来决定。

疫苗分为两种:一种是减毒活疫苗;一种是灭活(死)疫苗。

减毒活疫苗是病毒或细菌经过了各种处理后,发生了变异的活病毒或活细菌。这种减过毒的活病毒或活细菌接种到体内后,可以在机体内生长繁殖,引起机体反应,产生抗体,起到保护机体的作用。因为这些病毒和细菌已经发生变异,毒性减弱,不会引起疾病,注射一次可以获得长时间或终生的保护。然而,减毒活疫苗可以通过胎盘进入胎儿体内,虽然是减了毒,但毕竟还是活的病毒或细菌,对胎儿没有绝对的安全保证,故孕妇不能接种这类疫苗。

灭活(死)疫苗是经过处理的死病毒或死细菌,不能在机体内生长和繁殖,注射一次引起机体免疫时间短,所以要反复几次注射,才能得到终生保护。孕妇接种这类疫苗后不会影响胎儿的生长发育,所以这类疫苗在孕妇需要时可以接种。

下面介绍几种疫苗。①乙肝疫苗:灭活(死)疫苗,孕妇可以接种。②狂犬病疫苗:灭活(死)疫苗,孕妇可以接种。③破伤风类毒素和破伤风抗毒素:孕妇可以接种这两种疫苗,接种后会产生抗体,对新生儿也有保护作用,可谓是一人注射,两人受益。④乙型脑炎疫苗:孕妇可以接种乙型脑炎疫苗,因为这种疫苗对胎儿无害,只要按要求的时间接种,一般都能获得良好的保护。

除了以上几种疫苗外,其他疫苗的注射就要非常当心了,注射之前一定要认真咨询医生。

15. 你了解羊水吗?

所谓羊水,就是指充满在羊膜腔内的液体。羊水有保护胎儿和母体的功能。

(1)羊水的来源　①妊娠早期的羊水主要来自母体血清经胎膜进入羊膜腔的透析液。②妊娠中期以后,胎儿尿液成为羊水的主要来源,羊水的渗透压逐渐降低。③妊娠晚期胎儿肺参与羊水的生成,肺泡每日分泌 600 ~ 800 mL 液体至羊膜腔。④羊膜、脐带华通胶及胎儿皮肤渗出液体,但量少。

(2)羊水的吸收　①约 50% 由胎膜完成。②胎儿吞咽羊水,足月妊娠胎儿每日可吞咽羊水 500 ~ 700 mL。③脐带每小时能吸收羊水 40 ~ 50 mL。④孕20 周前，胎儿角化前皮肤有吸收羊水的功能，但量很少。

母体、胎儿、羊水三者间的液体平衡：羊水在羊膜腔内不断地进行液体交换，以保持羊水量相对恒定。所以，母亲饮水少会导致羊水少，但羊水少不全是由饮水少导致的。

（3）羊水量、性状及成分　孕期羊水量逐渐增加，孕 38 周约 1 000 mL，此后羊水量逐渐减少。妊娠 40 周羊水量约 800 mL。过期妊娠羊水量明显减少，可减少至 300 mL 以下。

（4）羊水的功能　①保护胎儿，避免胎儿受到挤压；临产时避免胎儿局部受压所致的胎儿窘迫；胎儿吞咽或吸入羊水可促进胎儿消化道和肺的发育。②保护母体，减少胎动所致的不适感；临产后前羊膜囊借助楔形水压扩张宫口；破膜后冲洗阴道，减少感染机会。

16. 什么是妊娠纹？

妊娠后，特别是妊娠晚期，由于皮肤快速伸展，皮下弹力纤维断裂，会出现粉红色或紫红色波浪状条纹，主要出现在下腹部、大腿、臀部、乳房，这就是妊娠纹。分娩后妊娠纹会变白、变淡。那么怎样预防妊娠纹呢？首先要营养均衡，控制体重增长过多。对悬垂腹的孕妇，建议使用专业托腹带，帮助支撑腹部的重力，减轻腹部皮肤的过度伸展。孕早期开始适当轻柔按摩容易长妊娠纹的部位，按摩油可以用橄榄油或保湿润肤露。

17. 孕期如何进行体重管理？

孕期做好体重管理，不仅仅是为了美，还因为伴随体重增加会出现一系列的并发症。为了将这些并发症扼杀在摇篮里，孕妇必须学会体重管理。

首先，我们要知道，在标准体重情况下，整个孕期体重增加不应超过 12.5 kg。当然，上下浮动 10% 也是正常的。其次，孕期体重增长有一定的规律，孕早期（孕 1 ~ 13 周）不增反降，大部分孕妇体重增长仅为 1.0 ~ 1.5 kg，还有一些孕妇因为孕吐或其他原因体重不增反降，这些都是正常的。孕中期（孕 14 ~ 27 周）稳步上升，这时期体重一般是每 2 周增加 1 kg 左右，这是控制体重的关键时期。孕晚期(孕28周及其后)增长迅速,此时孕妇的体重增长应控制在每周500 g左右。

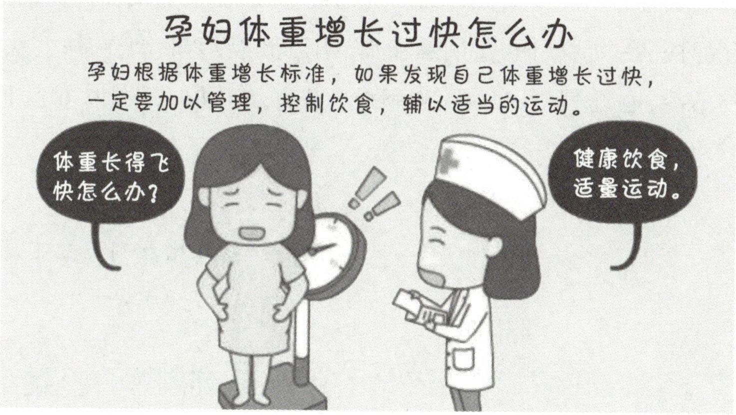

那么,孕期体重增长过快怎么办呢?一是要加强锻炼;二是晚上睡觉前少吃高能量的食物,吃饭时尽可能少吃点;三是平时注意多吃水果、蔬菜,肉食也是不可缺少的,最好是牛、羊肉;四是孕期可以做孕妇保健操,每天只需几分钟,不仅能有效缓解不适,还能增强体质。

18. 还在等“瓜熟蒂落”吗?(视频:过了预产期我该怎么办?)

很多初为人母的准妈妈总以为十月怀胎一朝分娩,瓜熟自然蒂落,于是耐心等着肚子疼,自然发动宫缩。但是如果一直没有宫缩,难道就一直等下去吗?答案当然是“不行”!

过了预产期我该怎么办?

妊娠满28周及以上,胎儿及其附属物自临产开始到由母体娩出的全过程,称为分娩。妊娠满28周至不满37足周期间分娩,称为早产。妊娠满37周至不满42足周期间分娩,称为足月产。妊娠满42周及以上分娩,称为过期产。

妊娠晚期一定要定期做围产期保健,发现异常情况(如羊水过少、妊娠高血压、妊娠糖尿病等)时,要及时办理住院手续。如果一切正常,41周还没有生产就需要住院待产了。

19. 怎样识别孕期异常表现?

孕育一个小宝宝的过程,我们称之为孕期。孕期会有早孕反应,能感觉到胎动，借助机器可以听到胎心，接近预产期时会出现见红、宫缩等症状，这些都是正常的。

当然，也有些孕妇孕期会出现一些异常情况，需要特别注意。例如出现以下情况时就要及时就医：①阴道流血、阴道流液；②胎动异常；③头痛、头晕、视物不清、心悸气短；④恶心、呕吐、腹痛；⑤尿少、水肿；⑥其他任何不适。

（张红利　王亚嫚）

孕期如何“吃喝玩”？

（二）孕期如何“吃喝玩”？（视频：孕期如何“吃喝玩”？）

1. 孕早期呕吐、反胃怎么办？

孕早期（停经 6 周左右）会出现早孕反应，这是由于孕妇体内人绒毛膜促性腺激素（HCG）增多，胃酸分泌减少及胃排空时间延长，导致头晕、乏力、食欲缺乏、喜酸食物或厌恶油腻、恶心、反胃、晨起呕吐等一系列反应。这些症状一般无须特殊处理，孕 12 周后随着体内 HCG 水平的下降，症状多自然消失，食欲恢复正常。

大多数孕妇都会出现早孕反应，也有个别孕妇没任何不适，甚至不知道妊娠就度过了孕早期。所以出现早孕反应时，保持乐观心态，清淡饮食，都能安全度过。少数人如果反应严重，频繁恶心、呕吐，不能进食、进水，以致发生电解质紊乱的，就必须到医院就诊。

2. 刚妊娠为何总想小便？

孕早期总想小便正常吗？想要了解这个问题，需要先来了解一下我们身体的生理构造：膀胱和子宫都在盆腔，子宫在膀胱和直肠中间，膀胱在前，子宫在后。未孕时二者相安无事，但在孕早期，增大的子宫在盆腔内压迫膀胱，导致孕妇总想解小便。随着月份增加，子宫增大并超出盆腔后，尿频症状就会自然而然消失。

3. 孕期饮食需要注意什么?（视频:孕期饮食护理）

孕期饮食护理

孕期为适应胎儿生长发育的需要,所需的营养高于非孕期,因此,应提高蛋白质的摄入量,可适当补充奶、蛋、豆、坚果类食物。注意摄入叶酸,因为叶酸关系到胎儿的神经系统发育。许多天然食物中含有丰富的叶酸,各种绿色蔬菜、动物肝肾、豆类、水果、奶制品等都富含叶酸。维生素的供给要充足,可在医生建议下适当补充复合维生素片。增加铁的摄入量,适当补充含铁丰富的食物,如动物肝脏、血和牛肉等,以预防缺铁性贫血,同时补充维生素 C 也能增加铁的吸收。孕期钙的需求有所增加,多食用含钙较多的食物,如奶类、豆制品、虾皮、海带等。适当增加热能、蛋白质和必需脂肪酸的摄入量[多吃海鱼可利于二十二碳六烯酸(DHA)的供给],适当限制碳水化合物和脂肪的摄入量,即减少米、面等主食的量,以免胎儿长得过大而影响顺利分娩。因此,孕期不仅要合理均衡膳食,还要注意适量身体活动,维持体重的适宜增长,戒烟、禁酒,少吃刺激性食物,根据孕前体重和孕期增重等情况,随时调整饮食。

4. 孕期贫血了怎么办?

孕期为了满足胎儿的生长发育,孕妇需要补充各种微量元素及营养物质,即便如此,还是会有孕妇出现贫血。我们该如何看待孕期贫血呢?其实,贫血是孕期较常见的现象,属于高危妊娠范畴,是孕期血容量增加,且血浆增加多于红细胞增加,血液呈稀释状态而造成的,又称为生理性贫血。在孕期各种类型的贫血中,缺铁性贫血最常见。贫血在孕期对母儿均可造成一定危害,在某些贫血较严重的国家和地区,是孕产妇死亡的重要原因之一。所以孕前积极治疗贫血,以增加铁的贮备,孕期要加强营养,进食含铁丰富的食物,如小米、玉米、燕麦、绿豆、黑芝麻、瘦肉、蛋类、胡萝卜、菠菜、芹菜、土豆、红枣、花生、虾米、动物肝脏等,定期做好产前检查,及时补充铁剂,如有需要,还可以输血。

5. 孕期需要补充些什么?

孕期需要补,但不能盲目进补,以免营养过剩,反而适得其反。孕早期可以补充叶酸；孕中晚期可以补充叶酸、钙、铁等。

6. 孕期缺钙有什么症状?

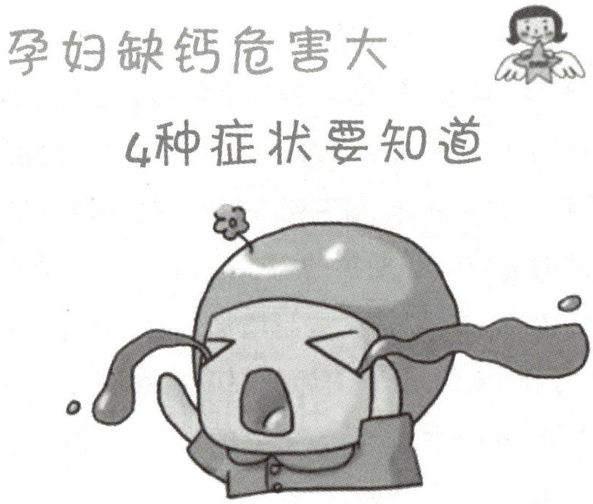

钙是人体必不可少的营养物质。在孕期，孕妇生理代谢需求增加，加上宝宝的骨组织生成及发育，使得补钙尤为重要。如果出现缺钙，身体就会给我们发出一些信号。例如，小腿抽筋，尤其是夜间明显；牙齿松动；关节、骨盆疼痛；妊娠期高血压疾病等。如果出现这些症状或疾病，可以咨询医生以确定是否缺钙，因为孕期的其他问题也会引起这些症状。

7. 小腿抽筋真的是因为缺钙吗?

小腿抽筋，在临床上叫作下肢肌肉痉挛，多发生在小腿腓肠肌，于妊娠晚期多见，常在夜间发作，多能迅速缓解。但有些孕妇虽然体内缺钙，却没有表现为小腿抽筋；孕妇小腿抽筋也不一定全是缺钙。已出现下肢肌肉痉挛的孕妇应及时补充钙剂。

8. 孕期钙的需要量是多少?

补钙必不可少，但也要适可而止。只有了解身体对钙的需要量，才能更好地补充钙。一般孕早期每日需要钙 800 mg，孕中期每日需要钙 1 200 mg，孕晚期及哺乳期每日需要钙 1 500 mg。特别是孕晚期，孕妇体内 30 g 钙储存在胎儿内,其余大部分钙储存在孕妇骨骼中,可随时动员参与胎儿生长发育。孕期应增加钙的摄入量,以保证孕妇骨骼中的钙不致因满足胎儿对钙的需要而被大量消耗。我国营养学会建议自孕 16 周起每日摄入钙 1 000 mg,于妊娠晚期增至 1500 mg。

9. 孕妇如何合理补钙?

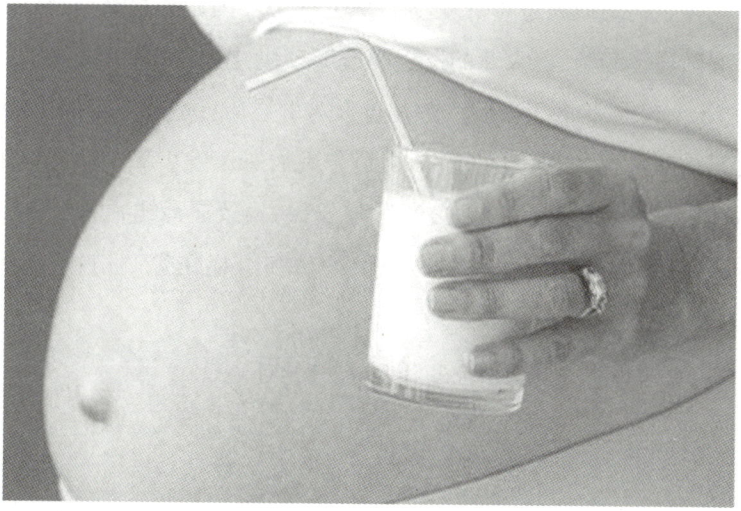

牛奶和奶制品中的钙容易被吸收,孕妇应多饮用。一般孕妇奶粉就含有充足的钙质,1 mL 牛奶可以补 1 mg 钙,所以如果每天喝 2 杯奶,也就是 500 mL,那么孕早期就足够了。到了孕中、晚期,最好能喝 3 杯奶,再加上食物中的钙,也就够了。但是如果不能喝奶或者不喜欢喝奶,就需要根据自己的饮食情况来选择补钙的制剂。

缺钙不仅影响孕妇,更影响宝宝,但是不能因为怕缺钙而盲目补钙,因为过度补钙也会造成一定的危害。因此,补钙时应注意:①少量多次补钙效果好;②补钙的同时适量补充维生素 D,因为维生素 D 能够调节钙、磷代谢,促进钙的吸收;③骨头汤并不是最好的补钙方法,1 kg 肉骨头煮汤 2 h,汤中含钙量仅 20 mg 左右,因此骨头汤补钙远远不能满足身体对钙的需要;④补钙并非越多越好,因此孕妇补钙要科学,千万不要盲目过度补钙。

10. 胎儿越大越好吗?

鲁迅先生的小说里有一个很出名的老太太,因为她出生时重 4.5 kg,所以被称为九斤老太,可是儿子出生时 4 kg、孙子 3.5 kg、曾孙女 3 kg,于是她感慨道:“一代不如一代了!”九斤老太说得对吗? 其实他们家啊,是一代更比一代强!

胎儿体重达到或超过 4 kg 称为巨大儿。近年因营养过剩导致巨大儿的孕妇有逐渐增多趋势,巨大儿的发生率增加较快,国内发生率约 7%,国外发生率为 15.1%,男胎多于女胎。胎儿过大对母婴均可造成一定的影响,如生产时容易头盆不称,增加剖宫产率;阴道分娩肩难产发生率与胎儿体重成正比;分娩时易发生子宫收缩乏力,产程延长,易导致产后出血;胎儿大,需要手术助产,易引起颅内出血、锁骨骨折、臂丛神经损伤等产伤,严重时甚至死亡。

所以,不要再羡慕人家 4.5 kg 的大胖小子了。

11. 孕期为何要重视口腔保健?

妊娠后,准妈妈都很重视营养和运动,定期做产前检查等,但是常常忽视口腔健康,除非痛得受不了才去检查。殊不知口腔里的“小问题”却能带来大麻烦。孕期的生理变化特殊,多种因素可以造成口腔环境不清洁,容易发生龋病、牙龈炎、牙松动等口腔疾病。这些疾病会直接影响胎儿的发育,发生早产的风险也会增高几倍。

12. 孕妇为何容易便秘? 如何预防便秘?

女性妊娠以后,由于体内存在大量的孕激素,胃肠道平滑肌的张力不同程度地降低,导致平滑肌的活动减弱,胃酸及胃蛋白酶分泌量减少,胃排空时间延长,肠蠕动减弱,粪便在大肠内停留的时间延长,大肠不停地将粪便里的水分重新吸收,使粪便变得又干燥又坚硬。加之排便需要用力,孕妇腹壁肌肉松弛,甚至有的腹直肌分离,收缩力不足,排便无力。另外,增大的子宫压迫直肠和孕妇活动量的减少,均可使孕妇较常人更容易发生便秘。便秘发生以后，不仅腹胀、食欲缺乏，而且还可引起痔疮和出血，因此要积极预防。首先，在孕期特别是孕晚期，孕妇要保持适当的活动，以利于消化和排便；其次，要注意饮食，多喝开水，多吃含有充足水分的食物，多吃含纤维素较多的蔬菜（如芹菜、萝卜、韭菜、洋白菜等）和粗粮，还可以吃一些蜂蜜和水果；再次，要养成平时定时排便的习惯，最好是每天清晨喝一杯开水，排一次大便。

13. 孕妇一定要左侧卧位躺吗？

妊娠后，增大的子宫呈右旋状态，左侧卧位可以增加胎盘血流量，改善供氧状态。所以特别是在妊娠晚期左侧卧位是孕妇的最佳睡姿。当然并不是一定要左侧卧位，孕妇们可以根据情况变换适合自己的舒服体位。

14. 孕妇可以穿高跟鞋吗？

高跟鞋是时尚的代名词，每个女性鞋柜里都有好多漂亮的高跟鞋，妊娠后还可以穿高跟鞋吗？答案当然是不可以！女性妊娠后，随着腹部增大，身体重心前移，穿高跟鞋不仅会增加腰背部及下肢的负担，还容易站立不稳，另外，增大的子宫压迫，会出现不同程度的下肢水肿，高跟鞋鞋底较硬，会加重下肢水肿，所以，孕妇不可以穿高跟鞋，而应该选择防滑、宽松、有弹性、鞋跟在 2 ~ 3 cm 的鞋子，不宜穿无跟平底鞋或跟过高、过细、过小的鞋子，避免穿需要系鞋带的鞋，选择容易穿脱的鞋。

15. 孕妇可以做哪些运动？

有人说，女人一辈子，有机会做 10 个月的“皇后”，但是不要做一个懒惰、养尊处优的“皇后”。适当做一些运动，对分娩有很大的益处，如可以散步、跳孕妇健身操、游泳、练瑜伽、做简单家务等。

16. 孕妇可以使用哪些交通工具？

妊娠了也得出门正常生活，妊娠了也想满世界去旅游，那么出行时该如何选择交通工具呢？当然前提是孕期检查正常，医生允许的情况下。

飞机：选择靠近过道的座位，航空公司对孕妇乘机有特殊规定，购票前应咨询。

火车：速度相对稳定，也相对较安全。

出租车/汽车：不宜选前排座位。

轮船：选船身中间、靠近水位线的客舱。

自驾车：孕 8 个月后禁止开车。

公交车：站立时最好手扶车椅或竖杆，不要站在门口位置。

17. 老年人说的话都对吗？

生活中，我们经常听到老年人说不能这样那样，应该怎样怎样，不听老人言吃亏在眼前等。当然老年人有生活经验，有些话还是有道理的，但是我们也要学会筛选，不能全盘接受或全盘否定。例如，“怀孕后要不停地吃”“多吃些，别怕长胖，你现在是两个人”“多吃水果皮肤好”“衣服穿厚些，别冻着”等，结果孕期体重超重，血糖增高，穿的过厚反而经常发生上呼吸道感染（感冒）。所以，孕妇应根据自身情况科学合理地安排饮食、运动，穿衣要适宜。

（魏博文　许　哲）

二、异常妊娠护理

(一)异位妊娠(宫外孕)

医院妇产科门诊诊室外,一位女士满脸疑惑,一脸愁容,明明自己是阴道出血来就诊的,怎么就成了宫外孕呢?于是她带着疑惑又返回诊室问医生:“什么是宫外孕?我为什么会发生宫外孕?宫外孕有什么表现?得了宫外孕怎么治疗?”

1. 什么是宫外孕?(视频:宫外孕的形成)

受精卵在子宫腔以外着床者称为异位妊娠,习惯称宫外孕。以输卵管妊娠最常见(占95%),少见的还有卵巢妊娠、腹腔妊娠、宫颈妊娠、阔韧带妊娠、剖宫产瘢痕妊娠、子宫残角妊娠等。偶见宫内与宫外同时妊娠,尤其多见于辅助生殖技术和促排卵受孕者。宫外孕是妇产科常见的急腹症,发病率约为2%,是孕早期孕妇死亡的主要原因。

宫外孕的形成

2. 为何会发生宫外孕?

受精卵本该在子宫腔内着床、生根、发芽,然而受精卵因受某些因素的影响,最终没能回到子宫腔却在子宫腔以外着床,就发生了宫外孕。引起宫外孕的因素主要有以下几个方面。

(1)输卵管炎症　这是输卵管妊娠的主要原因。炎症使输卵管管腔变窄,纤毛功能受损,影响受精卵运行,容易发生输卵管妊娠。

(2)输卵管妊娠史或手术史　曾有过输卵管妊娠史,不论是手术治疗或者是保守治疗,再次发生输卵管妊娠的可能性都会增加。

(3)输卵管发育不良或功能异常　输卵管过长、肌层发育不良、输卵管畸形、输卵管功能异常、精神因素等均可导致宫外孕。

(4)辅助生殖技术 近年来辅助生殖技术的应用,使得输卵管妊娠发生率增加。

(5)避孕失败 宫内节育器避孕失败、口服紧急避孕药避孕失败者,发生宫外孕的机会增大。

(6)其他 子宫肌瘤、卵巢囊肿压迫输卵管,使管腔变形,受精卵运行受阻导致宫外孕。

3. 宫外孕有哪些症状?

宫外孕的症状与受精卵着床的部位、是否流产或破裂、出血量、出血时间有关。宫外孕早期,若未发生流产或破裂,常无特殊症状,其过程与早孕或先兆流产相似。宫外孕的典型症状为停经后腹痛和阴道出血,主要表现在以下几个方面。

(1)停经 多有6~8周停经史,也有人把宫外孕不规则的阴道出血误认为月经,或由于月经过期仅数日而不认为是停经。

(2)腹痛 这是输卵管妊娠的主要症状,常表现为一侧下腹部隐痛或酸胀痛;或者突然一侧下腹部撕裂样疼痛,常伴有恶心、呕吐;或者出现肛门坠胀感;也可引起肩胛部放射性疼痛及胸部疼痛。

(3)阴道流血 胚胎死亡后常有不规则的阴道流血,色暗红或深褐,量少呈点滴状,一般不超过月经量。

(4)晕厥与休克 由于腹腔内出血及剧烈的腹痛,轻者出现晕厥,严重者出现失血性休克。

(5)腹部包块 输卵管妊娠流产或破裂时形成血块,由于血液凝固并与周围组织或器官发生粘连而形成包块,包块较大或位置较高时,腹部可以摸到包块。

4. 如何治疗宫外孕?

根据患者的病情及有无生育要求,宫外孕的治疗主要分为手术治疗、化学药物治疗和期待治疗3种。

(1)手术治疗　根据患者是否保留患侧的输卵管分为保守手术治疗和根治手术治疗。保守手术治疗是指在不切除输卵管的情况下取出宫外孕的胚囊再缝合,可以保持输卵管的功能;根治手术治疗是指输卵管破裂严重,很难修复,从而切除输卵管的方法。

(2)药物治疗　是指利用药物抑制滋养细胞增生、破坏绒毛,使胚胎组织坏死、脱落、吸收。

(3)期待治疗　是指不给予干预,仅监测输卵管妊娠的转归,期待其自然消退,又称为等待治疗。

5. 宫外孕什么情况下需要立即进行手术?

宫外孕是妇产科常见的急腹症,是孕妇死亡的原因之一,若不及时治疗,可危及生命。因此,如发生下列情况,应立即手术。

(1)生命体征不稳定或有腹腔内出血征象者。

(2)宫外孕有进展者,如血人绒毛膜促性腺激素(HCG)水平高于3 000 U/L或持续升高,以及有胎心搏动、附件区大包块等。

(3)随诊不可靠者。

(4)有药物治疗禁忌证或无效者。

(5)持续性异位妊娠者。输卵管妊娠保守治疗后,残余的滋养细胞有可能继续生长,再次发生出血,引起腹痛,称为持续性异位妊娠。

6. 宫外孕什么情况下不能进行药物治疗?

宫外孕药物治疗虽然免除了手术的创伤,但如果患者有下列情况,不能进行药物治疗,以免耽误病情。

(1)生命体征不平稳。

(2)异位妊娠破裂。

(3)妊娠囊直径≥4 cm或≥3.5 cm伴胎心搏动。

(4)有药物过敏、慢性肝病、血液系统疾病、活动性肺病、免疫缺陷、消化性溃疡等。

7. 宫外孕药物治疗适合哪些患者?

药物治疗主要适用于早期输卵管妊娠,要求保存生育能力的年轻患者。符合下列条件者可采用药物治疗。

(1)无药物治疗禁忌证。

(2)输卵管妊娠未发生破裂。

(3)妊娠囊直径<4 cm。

(4)血 HCG 水平<2 000 U/L。

(5)无明显内出血。

8. 宫外孕期待治疗适合哪些患者?

期待治疗是指不给予干预,仅监测输卵管妊娠的转归,期待其自然消退。期待治疗仅适用于病情稳定、血 HCG 水平较低(<1 500 U/L)且呈下降趋势的患者。

9. 宫外孕急诊手术患者术前如何护理?

宫外孕急诊手术患者病情危急,护理人员应快速做好术前准备,为手术争取时间是关键。因此,应迅速让患者去枕平卧,保暖,必要时吸氧;建立静脉通道,给予输液,配血,做好输血准备,备好急救药物;密切观察患者生命体征及一般情况;积极做好备皮、留置导尿、药物过敏试验等术前准备。

10. 宫外孕非手术患者的护理有哪些?

对于接受非手术治疗的患者,应从以下几方面加强护理:

(1)严密观察患者的病情和生命体征,并重视患者的主诉,注意患者腹痛及阴道出血情况。

(2)指导患者卧床休息,避免腹部压力增大,以减少宫外孕破裂的机会,做好生活护理。

(3)加强营养,摄取足够的营养物质,尤其是富含铁蛋白的食物,如动物肝脏、鱼肉、豆类、绿叶蔬菜、黑木耳等,以纠正贫血,增强抵抗力。

(4)加强药物治疗的护理。药物治疗一般采取全身用药或者局部用药,常用药物有甲氨蝶呤。用药期间应用B超和β-HCG进行严密监护,注意病情变化及药物的毒副作用。

(5)为患者提供心理支持,为患者及家属讲述宫外孕相关知识,减少和消除患者紧张、恐惧的心理。

(6)保持患者会阴部清洁,预防盆腔感染。

11. 宫外孕主要的手术治疗方式是什么?

腹腔镜是近年来治疗宫外孕的主要方式,多数输卵管妊娠可以在腹腔镜直视下穿刺输卵管的妊娠囊,吸出部分囊液或切开输卵管取出胚胎,并注入药物。也可以行输卵管切除术。

(张　侠　常明明)

(二)前置胎盘

我家邻居小张,妊娠7个月了,最近没有什么原因,总是反反复复地出现阴道出血,出血时肚子也不痛。到医院产科一看,医生告诉她说是完全性前置胎盘,让她立即住院观察治疗,以免发生意外情况而危及母儿生命。小张一听吓坏了,赶紧问医生:"什么是前置胎盘?前置胎盘有什么表现?引起前置胎盘的原因是什么?得了前置胎盘怎么办?"

1. 什么是前置胎盘?

前置胎盘是指孕28周以后,胎盘位置低于胎儿先露部,附着在子宫下段,下缘达到或覆盖宫颈内口。前置胎盘是孕晚期阴道出血最常见的原因,也是孕期严重的并发症之一。

2. 引起前置胎盘的原因有哪些?

前置胎盘的病因尚不清楚,可能与以下因素有关。

(1)胎盘异常　是指胎盘形态和大小的异常,一种情况是胎盘位置正常,而副胎盘位于子宫下段接近宫颈内口。另一种情况是胎盘的面积过大和膜状胎盘大而薄,延伸至子宫下段。

(2)子宫内膜病变或损伤　受精卵植入受损的子宫内膜,子宫蜕膜血管形成不良造成胎盘供血不足,为了摄取足够的营养,胎盘延伸到子宫下段以增大面积而形成前置胎盘。

(3)受精卵滋养层发育迟缓　子宫滋养层尚未发育到可以着床的阶段时,受精卵已达到子宫腔,继续下移,着床于子宫下段进而发育成前置胎盘。

(4)辅助生殖技术　使用促排卵药物,会改变体内性激素水平。受精卵的体外培养和人工植入,造成子宫内膜与胚胎发育不同步,人工植入受精卵时可诱发宫缩,导致受精卵着床于子宫下段而形成前置胎盘。

3. 前置胎盘分为哪几种类型?

按胎盘下缘与宫颈内口的关系,将前置胎盘分为以下 4 种类型。

(1)完全性前置胎盘　也称中央型前置胎盘,是指胎盘组织完全覆盖宫颈内口。

(2)部分性前置胎盘　是指胎盘组织覆盖部分宫颈内口。

(3)边缘性前置胎盘　是指胎盘附着于子宫下段,下缘达到宫颈内口,但未超越宫颈内口。

(4)低置胎盘　是指胎盘附着于子宫下段,边缘距宫颈内口小于 2 cm。

既往有剖宫产史或子宫肌瘤剔除史,此次妊娠为前置胎盘,胎盘附着于原手术瘢痕部位者,发生胎盘粘连、植入和致命性大出血的风险高,称为凶险性前置胎盘。

4. 前置胎盘有哪些临床表现?

孕晚期或临产后发生无诱因、无痛性的反复阴道出血是前置胎盘的典型临床表现,阴道出血发生时间、出血量及反复发生的次数与前置胎盘的类型有关。完全性前置胎盘初次出血的时间早,在孕 28 周左右,反复出血的次数频繁,量较多,有时一次大量出血即可使患者陷入休克状态。边缘性前置胎盘初次出血发生时间较晚，多在孕37~40周或临产后，量也较少。部分性前置胎盘初次出血的时间和量介于上述两者之间。边缘性前置胎盘，患者的破膜有利于胎先露对胎盘的压迫，破膜后胎先露若能迅速下降，直接压迫胎盘，出血可以停止。此外，由于反复多次或大量阴道出血，患者可出现贫血，贫血的程度与出血量成正比，出血严重者可发生休克，导致胎儿缺氧，甚至胎死宫内。

5. 如何治疗前置胎盘？

前置胎盘的治疗原则是抑制宫缩、纠正贫血、预防感染和适时适式终止妊娠。根据患者阴道出血量、孕周、产次、胎位、有无休克、是否临产、胎儿是否存活及前置胎盘的类型，将前置胎盘的治疗分为期待疗法和终止妊娠，凶险性前置胎盘应在有救治条件的医院治疗。

6. 前置胎盘期待治疗适用于哪些情况？

前置胎盘的期待治疗是在保障母婴安全的前提下，尽量延长妊娠时间、提高胎儿的存活率。该方法适用于妊娠小于36周、胎儿存活、一般情况良好、阴道出血量少、无须紧急分娩的孕妇，而且需要提前住院，加强对母婴状况的监测及治疗。

7. 如何对前置胎盘期待治疗的患者进行护理？

前置胎盘期待治疗患者的护理应从以下几方面进行。

（1）加强与患者的交流和沟通，建立良好的医患关系，了解患者心理动态变化，及时给予安慰、疏导。同时与患者家属配合，给予患者生活上的照顾和心理支持。

（2）饮食上注意粗细搭配，给予高蛋白质、高维生素、高纤维素、富含铁的饮食，如鱼肉、瘦肉、牛奶、动物的肝脏、新鲜水果、绿叶蔬菜、豆类等。

（3）嘱患者绝对卧床休息，待出血完全停止后酌情安排下地轻微活动。

（4）遵医嘱给予抑制宫缩、止血、补血、抗感染及促进胎儿肺成熟的药物，并注意观察用药后的效果及药物的不良反应。

(5)严密监测患者的病情变化，观察并记录患者的生命体征，阴道出血的量、颜色，胎心变化，监测胎儿宫内状态。

(6)加强患者会阴部的护理，每日用0.5%碘伏棉球擦洗会阴两次，勤更换会阴垫，保持会阴部清洁，预防感染。

(7)禁止肛门检查和灌肠，必须做阴道检查时，应充分做好抢救和急诊手术准备。

(8)做好母婴抢救药物、物品和器械的准备，如常规配血、备血、输液、给氧、紧急手术准备、新生儿复苏用品、早产暖箱等。

8. 前置胎盘终止妊娠的指征有哪些?

(1)出血量大甚至休克，为挽救孕妇生命，无须考虑胎儿情况，应立即终止妊娠。

(2)出现胎儿宫内窘迫等产科指征时，胎儿已可成活，可行急诊手术。

(3)临产后诊断的前置胎盘，出血量较多，估计短时间内不能分娩者，也应终止妊娠。

(4)无临床症状的前置胎盘，根据类型决定分娩时机。合并胎盘植入者可于孕36周及以上择期终止妊娠；完全性前置胎盘可于孕37周及以上择期终止妊娠；边缘性前置胎盘可于孕38周及以上择期终止妊娠；部分性前置胎盘应根据胎盘遮盖宫颈内口情况适时终止妊娠。

9. 前置胎盘终止妊娠的方式有哪些?

根据患者的类型、病情，前置胎盘终止妊娠的方式分为手术分娩及阴道分娩两种情况。

10. 前置胎盘阴道分娩的指征有哪些?

边缘性前置胎盘、低置胎盘、枕先露、阴道出血少、估计短时间内能结束分娩者，并且是在有条件的医疗机构，在备足血源的前提下，可在严密监测下行阴道试产。

11. 如何对前置胎盘手术患者进行护理?

对于需要立即终止妊娠的前置胎盘患者,应做好以下护理。

(1)术前护理 ①术前立即给予左侧卧位,持续低流量吸氧,观察患者生命体征、胎儿胎心、胎动情况。②迅速建立静脉通道,积极配血,做好输液准备。③按腹部手术患者的护理进行术前准备。

(2)术后护理 ①去枕平卧位6 h后协助患者取侧卧位,并按摩双下肢,避免下肢静脉血栓的形成。保持腹部切口敷料的清洁,切口敷料如有渗液、渗血,立即通知医生进行处理。②禁食水6 h后给予流质饮食,以后逐渐给予高蛋白质、高维生素、易消化的食物,多吃水果、蔬菜,以促进肠蠕动,预防便秘。③监测患者生命体征、血氧饱和度,观察患者的精神、意识状态,以及宫底高度、子宫收缩情况、阴道出血情况。④保持尿管通畅,避免膀胱内压增高而影响子宫收缩,观察尿液的颜色及量。⑤保持会阴清洁,每日用0.5%碘伏棉球擦洗会阴两次,及时更换会阴垫,预防感染。⑥协助产妇及家属做好母乳喂养,观察新生儿的精神、面色、呼吸、大小便等情况,做好新生儿的护理。

12. 如何预防前置胎盘?

前置胎盘的预防要做到以下几点。

(1)采取积极有效的避孕措施,减少子宫内膜损伤和子宫内膜炎的发生。

(2)避免多产、多次刮宫或引产及剖宫产,预防感染。了解孕期保健知识,养成良好的生活习惯。计划妊娠的女性应戒烟、戒毒,避免被动吸烟。

(3)加强孕期管理,按时进行产前检查。孕期发生反复发作的无痛性阴道出血时,应及时到医院就诊。早期确诊前置胎盘并做出正确处理。

(孙淑玲)

（三）妊娠期高血压疾病

1. 什么是妊娠期高血压疾病？（视频：妊娠期高血压疾病）

妊娠期高血压疾病

孕育的过程，伴随着很多的风险，尤其近年来，孕期并发症越来越多，其中妊娠期高血压疾病的发病率越来越高，并有逐渐年轻化的趋势，很多20多岁以往身体健康的女性，做产检时发现血压升高、尿蛋白阳性等，被诊断为妊娠期高血压疾病。那么，什么是妊娠期高血压疾病呢？其实，妊娠期高血压疾病是孕期特有的疾病，包括妊娠高血压、子痫前期、子痫、慢性高血压并发子痫前期及妊娠合并慢性高血压。其中妊娠高血压、子痫前期和子痫统称为妊娠高血压综合征。

2. 妊娠期高血压疾病是怎样进行分类的？

血压高是妊娠期高血压疾病的一个表现，但并不是诊断的唯一标准。妊娠期高血压疾病根据血压、尿蛋白、临床表现可以分为以下5类。

（1）妊娠高血压　孕期首次出现血压≥140/90 mmHg（1 mmHg = 0.133 kPa），并于产后12周内恢复正常；尿蛋白（-）。

（2）子痫前期　①轻度：孕20周后出现血压≥140/90 mmHg；尿蛋白≥0.3 g/24 h或随机尿蛋白定性（+）。②重度：血压≥160/110 mmHg；尿蛋白≥2.0/24 h或随机尿蛋白定性≥（++）；血清肌酐>106 μmol/L，血小板<100×10^9/L；出现微循环溶血（LDH）升高；血清丙氨酸氨基转移酶或天冬氨酸氨基转移酶升高。

（3）子痫　在子痫前期的基础上出现抽搐发作，或伴昏迷，称为子痫。子痫多发生于孕晚期或临产前，称为产前子痫；少数发生于分娩过程中，称为产时子痫；个别发生于产后24 h内，称为产后子痫。

（4）慢性高血压并发子痫前期　高血压孕妇于孕20周以前无蛋白尿，孕20周以后出现尿蛋白≥0.3 g/24 h；或孕20周后突然出现尿蛋白增加、血压进一步升高，或血小板减少（<100×10^9/L）。

（5）妊娠合并慢性高血压　孕前或孕20周前血压≥140/90 mmHg，但孕期无明显加重;或孕20周后首次诊断高血压并持续到产后12周以后。

3. 怎样自我监测血压?

有人说:"测血压多简单啊,我自己都能测。"我要告诉你,别小看测血压,里边学问大着呢。

初测血压有升高者,需要休息1 h后再测,方能正确反映血压情况。同时不要忽略测得的血压与自身基础血压进行比较。测血压要做到"四定",即定时间、定部位、定体位、定血压计。应相隔1～2 min重复测量,取2次读数的平均值;若收缩压或舒张压的2次读数相差5 mmHg以上,应再次测量,取3次读数的平均值。

所以,你会正确测血压了吗?

4. 妊娠后血压高,饮食、运动需要注意什么?

血压高要控制饮食吗?吃货妈妈表示不理解,血压跟饮食有什么关系呢?我告诉你,关系大了。专家建议,妊娠高血压的产妇,应当合理饮食,减少脂肪的摄入量,摄入足够的蛋白质(每日100 g以上)、蔬菜,补充维生素、铁和钙剂,食盐不必严格控制,但全身水肿的孕妇应限制食盐的摄入量。孕期应适度锻炼,合理安排休息,以保持孕期身体健康。

5. 出现哪些情况时需要立即住院?

妊娠期高血压疾病属于高危妊娠,需要严密监测孕期的各种变化,观察有无头痛、头晕、眼花、胸闷、上腹部不适、水肿、抽搐、昏迷等症状;同一手臂至少测量2次,收缩压≥140 mmHg和(或)舒张压≥90 mmHg定义为高血压。每次产检均应检测尿蛋白,尿蛋白升高或尿蛋白定性≥(+)定义为蛋白尿。如果出现以上情况,就需要住院了。

6. 如何留取24 h尿进行尿蛋白定量检测?

24 h尿蛋白定量检测,顾名思义,意味着要收集24 h的所有尿液,然后测量尿中所含蛋白的量。具体做法:晨起7点第一次尿液弃去不要→从第二次开始收集尿液→收集所有尿液至第二天早晨 7 点→测量尿液总量，告知护士并留取部分尿液至试管里→按要求将试管放置于指定标本箱内。

7. 什么是 24 h 出入水量？

出水量，即大小便及排出物（如盆腔引流、腹腔引流等）的量。入水量，即进食的所有食物、水、水果及静脉输入的液体量。

24 h 出入水量，即把一个人 24 h 内所有的出水量及入水量做一个完整的统计，从而得到的确切数字。

8. 妊娠期高血压疾病患者分娩后血压会一直高吗？

很多产妇会有这样的疑问：妊娠期高血压疾病特发于孕期，那么随着分娩的结束，血压会慢慢下降吗？还是会一直高呢？妊娠期高血压疾病分期不同，预后就各有不同，不能一概而论。

（1）轻度高血压　患者产后仍要继续监测血压，产后 48 h 内应至少每 4 h 测量 1 次血压，一般可恢复正常。

（2）重度子痫前期　患者产后应继续使用硫酸镁 24 ~ 48 h 预防产后子痫。子痫前期患者产后 3 ~ 6 天是产褥期血压高峰期，高血压、蛋白尿等症状仍可能反复出现甚至加剧，因此这期间仍应每日监测血压及尿蛋白。如果血压≥160/110 mmHg，应继续给予降压治疗。患者应在血压下降、其他症状基本消失后出院。

（范彦文　魏博文）

（四）妊娠合并糖尿病

1. 什么是妊娠合并糖尿病？

说起糖尿病，人们理所当然地认为这是一种老年病，其实，这种病会发生在任何年龄段的人群。妊娠合并糖尿病有两种情况，一种为原有糖尿病的基础上合并妊娠，又称糖尿病合并妊娠；另一种为妊娠前糖代谢正常，孕期才出现糖尿病，称为妊娠糖尿病。糖尿病孕妇中90%以上为妊娠糖尿病。

2. 孕期怎样筛查糖尿病?

女性在孕期体内会产生多种激素，导致胰岛素拮抗或加速分解，造成血糖升高；另外，随着生活水平的提高，人们摄入过多的含糖量高的食物，甚至一些遗传因素，会导致妊娠糖尿病的产妇越来越多。所以，孕期筛查糖尿病就变得很有必要。

妊娠糖尿病的筛查方法很简单，就是糖耐量试验。其方法是：孕妇禁食12 h后，查空腹血糖；再将75 g葡萄糖溶于200～300 mL水中，孕妇在5 min内喝完，从喝第一口开始计时，分别于服糖后1 h、2 h抽取静脉血，检查血浆葡萄糖值。空腹、服糖后1 h、服糖后2 h血糖正常上限值分别为5.1 mmol/L、10.0 mmol/L、8.5 mmol/L。若其中有1项超过正常值，可诊断为妊娠糖尿病。建议孕妇于孕24～28周做糖耐量试验。

3. 妊娠糖尿病孕妇如何选择饮食种类及运动方式?

确诊了妊娠糖尿病，很多人会不知所措，不吃，怕宝宝营养跟不上，吃，又怕血糖高。该怎么吃，吃完了该躺着还是去户外运动，成为困扰妊娠糖尿病患者的大问题。怎样才能做到“管住嘴，迈开腿”呢？下面从饮食和运动两个方面谈一谈。

（1）饮食　糖尿病患者，饮食中碳水化合物占40%～50%，蛋白质占20%，脂肪占30%～40%，必要时请营养师协助制订营养配餐。碳水化合物应选择血糖指数较低的粗粮，如荞麦、玉米面、薯类、杂豆类；优质蛋白主要选择鱼、肉、蛋、牛奶、豆浆、豆腐等；烹调油选用植物油；适当少量选食核桃、杏仁等坚果类食物加餐；食用水分较多的茎叶类蔬菜、瓜果（需要进食但必须限量的水果有苹果、梨、橘子等），并相应减少主食量；低盐饮食，同时每日补充钙剂、叶酸、铁剂及维生素等微量元素。

（2）运动　以有氧运动最好，如散步、上臂运动、练瑜伽、打太极拳等。尽量避免在恶劣天气运动，不在酷热或寒冷天气做室外运动，以不引起心悸、宫缩、胎心率变化为宜。每日运动的时间和量基本不变，以餐后 1 h 为宜，持续 20 ~ 40 min，以免发生低血糖。先兆流产或合并其他严重并发症者，不宜采取运动疗法。

4. 孕期怎样做才能预防血糖升高？

血糖升高固然会对孕妇和胎儿产生一系列的影响，但是我们也没必要谈“糖”色变，增加心理压力，只要在产科、营养科、内分泌科医生指导下控制好血糖就可以了。首先，要做到控制饮食和适度运动；其次，要合理用药，掌握胰岛素注射的正确方法及药物作用的药峰时间；再次，能自行进行血糖监测或尿糖测试。

5. 孕期血糖高对胎儿有影响吗？

当然有影响，而且都是一些不好的影响。例如，巨大儿，发生率为 25% ~ 42%；胎儿畸形，发生率为 6% ~ 8%；早产，发生率为 10% ~ 25%；胎儿生长受限，发生率为 21%。

6. 妊娠糖尿病患者怎样观察胎动呢？

为了预防胎死宫内，孕 28 周以后，孕妇每日早、中、晚各数 1 h 胎动，每小时胎动数应不少于 3 次，12 h 内胎动累计数不得少于 10 次。凡 12 h 内胎动数少于 10 次，或胎动次数减少超过原胎动计数 50% 而不能恢复者，表示胎儿宫内缺氧，应及时到医院就诊。

7. 妊娠糖尿病患者分娩后还会有糖尿病吗？

妊娠糖尿病，顾名思义，是指主要发生在孕期的一种疾病。那么，伴随着分娩的结束，血糖能否自行下降？分娩后还会是糖尿病吗？其实，大部分妊娠糖尿病患者能在产后恢复正常，但将来患 2 型糖尿病的机会增加。仅少数患者仍需要胰岛素治疗，根据产妇血糖情况调整胰岛素用量，产后 1 ~ 2 周胰岛素用量逐渐恢复至孕前水平。于产后 6 ~ 12 周行口服葡萄糖耐量试验，若结果仍异常，可能为产前漏诊的糖尿病患者。

8. 什么是糖尿病一日门诊?

为了使妊娠糖尿病孕妇更好地了解糖尿病相关知识,合理控制血糖,医院设有糖尿病一日门诊。那么,在糖尿病一日门诊,孕妇都干些什么呢?具体如下:

07:30——测血糖,验尿,称体重。

07:50——早餐,餐后运动。

08:20——学习妊娠糖尿病相关知识、孕期营养知识,学习计算自己的体重指数(BMI),了解标准体重,绘制体重增长曲线。

09:50——测血糖。

10:00——加餐,学习孕期运动相关知识。

12:00——测血糖,午餐,餐后休息,运动。

14:00——测血糖,运动。

15:00——加餐,运动。

17:00——测血糖。

(范彦文　魏博文)

(五)妊娠合并获得性免疫缺陷综合征

1. 什么是艾滋病?

医院产科诊室外,一孕妇手拿验血结果,眉头紧皱,眼睛死死盯着化验单,上面醒目地标着"HIV 结果阳性"。"这是什么意思?我怎么啦?"最终她带着重重疑虑走进诊室。医生告诉她:"你感染了人类免疫缺陷病毒(HIV),得了艾滋病。"年轻的孕妇听到这个结果犹如晴天霹雳,一下子蒙了,赶紧问:"医生,艾滋病是什么?我咋得的艾滋病?有办法治疗吗?它会不会传染给孩子?"

艾滋病是由 HIV 所致的一种慢性传染病,医学上称为获得性免疫缺陷综合征。也就是说，目前感染上 HIV，会导致人体自身的抗病防御功能瘫痪，出现各种严重感染、肿瘤及神经系统功能丧失甚至危及生命。从 1980 年美国发现第一例艾滋病到目前，医生还未找到可以治愈艾滋病的药物和方法，也没有有效的疫苗可以预防艾滋病。艾滋病已成为严重威胁人类公众健康的重要传染病。

2. 艾滋病有哪些症状？

艾滋病的潜伏期平均为 9 年，短至数月，长达 15 年。HIV 侵入机体后，机体的反应可分为 3 期。

（1）急性 HIV 感染期　表现为发热、盗汗、疲劳、皮疹、头痛、淋巴结病、咽炎、肌痛、关节痛、恶心、呕吐和腹泻。

（2）无症状期　症状消退，大概 10 年。

（3）艾滋病期　发热、体重下降、全身浅表淋巴结肿大，常合并各种机会性感染和肿瘤，约半数出现神经系统症状。

3. 艾滋病传播途径有哪些？

艾滋病的传播途径主要有以下几种。

（1）性接触传播　这是本病主要的传播途径。

（2）血液传播　也称注射途径的传播，如吸毒者共用针头、血友病患者应用第Ⅷ因子、输注 HIV 患者的血和血制品，均可传播艾滋病。

（3）母婴传播　围产期感染 HIV 的孕妇，可以通过胎盘、产程中及产后血性分泌物、哺乳等途径传染给胎儿或婴儿。

（4）其他途径的传播　如应用病毒携带者的器官进行移植、人工授精等。此外，医护人员被污染的针头刺伤或破损的皮肤受污染也有可能感染 HIV。

4. 如何知道自己感染了 HIV？

确定 HIV 感染，应通过以下两个方面进行。

（1）HIV 抗体检测　对高危人群应进行 HIV 抗体检测。可根据病史、临床表现和实验室检查诊断。

(2)实验室检查 抗 HIV 抗体阳性;艾滋病核酸病毒(PCR-HIV RNA)阳性;$CD4^+T$ 淋巴细胞总数<200/mm^3,或在 200~500/mm^3;CD4/CD8 值<1;血清 p24 抗原阳性;外周血白细胞计数及血红蛋白水平下降;β_2 微球蛋白水平升高;合并机会性感染,病原学或肿瘤病理依据均可协助诊断。

5. 艾滋病患者能妊娠吗?

艾滋病患者是否可以妊娠需要综合考虑。艾滋病母婴传播率在 30%~40%,如果病情处在潜伏期,相对风险会稍小;如果是活跃期,传播概率很高。活跃期身体状况比较差时不建议妊娠,最好经过专家评估后再考虑妊娠。

6. HIV 阳性的孕妇在什么情况下不适合继续妊娠?

HIV 阳性的孕妇在以下 4 种情况下不适合继续妊娠。

(1)妊娠时间小于 12 周者,尤其是病毒载量大于 1 000 拷贝/mL,或者 $CD4^+T$ 细胞计数少于 350 个/mm^3 者。

(2)妊娠时间大于 12 周但身体欠佳者。

(3)已确诊为艾滋病患者。

(4)合并性病且治疗效果不理想者。

7. 如何治疗孕期艾滋病?

目前尚无治愈方法,主要采取抗病毒药物治疗和一般支持对症处理。所有感染 HIV 的孕妇,不论其 $CD4^+T$ 细胞计数多少或临床分期如何,均应终生接受高效联合抗反转录病毒治疗。首选方案:替诺福韦/恩曲他滨(或替诺福韦+拉米夫定或阿巴卡韦/拉米夫定或阿巴卡韦+拉米夫定)+洛匹那韦利托那韦片(克力芝)或雷特格韦。

在使用阿巴卡韦前,应检测 *HLA-B *5701* 基因,因为阿巴卡韦只能用于 *HLA-B *5701* 基因阴性者。使用时应密切观察阿巴卡韦的超敏反应。在肌酐清除率小于 60 mL/min 时,应避免使用替诺福韦。对于合并乙型病毒性肝炎的患者,应使用含有替诺福韦+拉米夫定或恩曲他滨的方案。克力芝临床用药经验多,但消化道反应可能比较明显,雷特格韦应用于孕妇临床的使用经验相对较少,但疗效显著,可快速降低病毒载量。

替代方案:替诺福韦/恩曲他滨(或替诺福韦+拉米夫定或阿巴卡韦/拉米夫定或阿巴卡韦+拉米夫定或齐多夫定/拉米夫定或齐多夫定+拉米夫定)+依法韦伦或度鲁特韦或利匹韦林或奈韦拉平。

8. 艾滋病孕妇是怎样传播给婴儿的?

艾滋病孕妇通过以下 3 种途径可以把 HIV 传染给婴儿。

(1)宫内传播　①病毒直接感染绒毛膜细胞。②病毒通过破损胎盘的缺口直接进入胎儿循环。

(2)产程中及分娩时传播　宫缩时,病毒经母体-胎儿微循环传播;胎儿接触含有病毒的血液及宫颈阴道分泌物而感染。

(3)产后母乳喂养传播　母乳中 HIV 的含量高达 58%,乳腺疾病时检出率更高;乳汁内的病毒可以通过口腔、胃肠道造成新生儿感染。

9. 艾滋病孕妇最佳的分娩方式是什么?

权威资料统计显示,在临产和破膜前进行选择性剖宫产可以有效减少 HIV 母婴传播,在分娩先兆出现前,选择剖宫产是最佳的分娩方式。

10. 艾滋病产妇分娩需要注意什么?

应当为 HIV 感染产妇及其家人提供充分的咨询,告知住院分娩对保护母婴安全和实施预防 HIV 母婴传播措施的重要作用,帮助其及早确定分娩医院,尽早到医院待产。医疗保健机构应当为 HIV 感染产妇提供安全的助产服务,尽量避免可能增加 HIV 母婴传播危险的会阴侧切、人工破膜、使用胎头吸引器或产钳助产、宫内胎儿头皮监测等损伤性操作,减少在分娩过程中 HIV 传播的概率。

11. 如何有效预防艾滋病的母婴传播?(视频:艾滋病母婴阻断)

预防艾滋病母婴传播,应该综合考虑 3 个原则:①降低 HIV 母婴传播率;②提高婴儿健康水平和婴儿存活率;③关注产妇及所生儿童的健康。预防艾滋病母婴传播的有效措施是尽早进行母婴阻断,服用抗反转录病毒药物干预,安全助产,产后喂养指导。

艾滋病母婴阻断

具体来说,预防艾滋病的母婴传播应从以下几方面着手。

(1)婚前检查　婚前检查应包括 HIV 抗体检查,婚后双方严格遵守性道德。

(2)孕前准备　备孕的夫妇都应该接受艾滋病的咨询与检查,根据检查结果决定是否妊娠。

(3)孕期检查　每位孕妇都应该接受艾滋病的咨询与检查,检测结果为阳性者,根据自身情况决定是否继续妊娠,如果选择继续妊娠,在医生指导下服用抗病毒药物。

(4)产时预防　一定要住院分娩,采取有效的预防措施,婴儿出生后及时给予抗病毒药物。

(5)产后合理喂养　在医生指导下,采取合理的人工喂养方式。

(6)注意日常细节　在日常生活中,避免妈妈的血液、体液接触宝宝。

12. 艾滋病产妇所生的婴儿需要药物治疗吗?

HIV 感染产妇所生的婴儿应在出生后尽早(6～12 h 内)服用抗病毒药物。对于母亲已接受高效联合抗反录病毒治疗,依从性较好,且达到长期病毒学抑制者,可给予 4 周齐多夫定或奈韦拉平进行预防;对于孕期抗病毒治疗没有达到长期病毒学抑制、治疗不满 4 周或产时发现 HIV 感染的产妇,其所生的婴儿应使用齐多夫定或奈韦拉平 6～12 周。HIV 阳性产妇急产的婴儿,国内外共识是应用三药治疗(但是一定要配备相关的感染科和儿科医生,承担婴儿并发症的诊疗)。

13. 艾滋病产妇分娩后能母乳喂养吗?

HIV 感染产妇所生的婴儿喂养原则是提倡人工喂养,避免母乳喂养,杜绝混合喂养。医务人员应当与 HIV 感染产妇及其家人就人工喂养的接受性、知识和技能、负担的费用,是否能持续获得足量、营养和安全的代乳品,能否及时接受医务人员综合指导和支持等条件进行评估。对于具备人工喂养条件者，尽量让其人工喂养，并给予其指导和支持。对于因不具备人工喂养条件而选择母乳喂养的感染产妇及其家人，要指导其坚持正确的纯母乳喂养，且在整个哺乳期间必须坚持抗病毒治疗，喂养时间最好不超过6个月。同时，应为HIV感染产妇所生婴儿提供常规保健、生长发育监测、感染状况监测、预防营养不良指导、免疫接种、艾滋病检测（包括抗体检测和早期核酸检测）等服务。

14. HIV 阳性产妇所生的婴儿需要做哪些检查?

HIV 阳性产妇所生的婴儿应在出生后 6 周及 3 个月进行 HIV 核酸检测，进行 HIV 感染早期诊断。HIV 抗体检测在出生后 12 个月和 18 个月进行。核酸检测阴性而 18 个月时抗体阳性的 HIV 暴露儿童需要在出生后 24 个月再进行一次 HIV 抗体检测。为了检测服用预防感染药物的安全性，出生后需要进行血常规及肝功能检查并作为基线评估的依据，之后检测的时间间隔取决于基线时血常规和肝功能的数值、孕龄、新生儿的临床状况、齐多夫定或奈韦拉平的剂量，以及其他药物的使用情况。

15. 艾滋病产妇所生的婴儿可以正常接种疫苗吗?

计划免疫预防接种，对 HIV 阳性母亲的婴儿预防各种传染病同样重要，应按常规计划免疫预防接种程序接种，但婴儿如果出现艾滋病的临床症状，或者检测 $CD4^+T$ 细胞明显降低，除不能接种卡介苗外，应按正常预防接种程序接种其他疫苗。

（黄　懿）

三、分娩期护理

(一)分娩期护理常识

1. 分娩方式有几种?

分娩就是老百姓俗话所说的生孩子。生产方式是指胎儿生出来的途径。胎儿可以经产道从阴道生出来,也可以从腹部生出来。阴道分娩多为自然的,而腹部途径分娩是人为的,就是人们常说的剖宫产分娩。

阴道分娩又可分为自然分娩,以及胎头吸引器助产分娩、产钳助产分娩。后两种阴道器械助产又有难易之分,取决于助产时的宫缩,胎头的位置及其至阴道口的距离,胎儿的大小及骨盆的情况。困难的胎头吸引器助产或较高位置的产钳助产,容易对胎儿造成损伤;而容易的吸引器、产钳助产,新生儿窒息及产妇的异常情况发生较少,也不会造成胎儿的损伤。故医生在助产时应根据当时产妇的情况,认真作出判断及选择。

剖宫产是手术分娩的方式,需要在麻醉下进行,因此需要有手术适应证的情况下才能施行。某些产妇在临产前,医生根据其情况,就可以决定需要剖宫产分娩,如有明显骨盆狭窄的产妇。但许多情况下,医生需要在临产时视具体情况决定分娩方式,如临产时胎心、羊水异常,即使胎位、骨盆、产力都正常,也需及时行剖宫产分娩。又如原有轻度骨盆狭窄的产妇,由于胎儿不大、产力很好,也可能成功经阴道自然分娩。

2. 如何选择分娩方式?

选择分娩方式,不是产妇或家属或医生能够单方面决定的,需要根据胎儿大小、胎位、胎心变异、子宫收缩、产妇骨盆情况、精神心理因素等各方面综合考虑。当然，自然分娩和剖宫产各有利弊，在选择分娩方式时，产妇及家属应该综合各方面的因素，并听从专业医生的建议。当然，分娩的前提是母子平安。

3. 什么是分娩先兆？（视频：分娩先兆）

分娩先兆

瓜熟蒂落，宝宝快要出生时会给妈妈发信号。不同的宝宝会选择不同的方式告诉妈妈，也可能会同时出现以下所有的信号，统称为分娩先兆。

（1）假临产　产妇在分娩发动前，常会出现假临产，其特点为宫缩持续时间短且不恒定，间歇时间长而不规则，宫缩强度不加强，不伴随宫颈管消失和宫口扩张，常在夜间出现、白天消失，用镇静药可以抑制宫缩。

（2）胎儿下降感　宫底下降，孕妇感觉上腹部较前舒适，进食量增加，呼吸轻快。

（3）见红　在分娩发动前 24～48 h 内，宫颈内口附近的胎膜与子宫壁分离，毛细血管破裂，有少量阴道出血，称为见红。它是分娩即将开始的比较可靠的征象。如果出血多就不是见红，是不正常的。

4. 孕妇何时需要住院？

有些孕妇比较紧张，觉得孕晚期只有住到医院才有安全感。有些孕妇大大咧咧，孩子都要生到家里了才急急忙忙叫救护车。那么，到底什么情况下孕妇需要住院呢？临近预产期的孕妇，如果出现阴道血性分泌物或规律宫缩，则为临产，应尽快到医院就诊；如果阴道突然有大量液体流出，可能是胎膜早破，此时孕妇应平卧，由家属送往医院，以防脐带脱垂而危及胎儿生命；如果是经产妇，一定要在出现宫缩时就要到医院，因为经产妇的产程比初产妇要短。另外，还要根据交通及距离远近提前做好准备。

5. 宝宝脐带绕颈，还可以选择自然分娩吗？

脐带绕颈，顾名思义，就是脐带缠绕在胎儿颈部，以脐带绕颈 1 周者居多，占分娩总数的 20% 左右。脐带绕颈的发生原因与脐带过长、胎儿小、羊水过多及胎动频繁有关。脐带绕颈对胎儿的影响与脐带缠绕松紧、缠绕周数及脐带长短有关。脐带绕颈并不是剖宫产的手术指征，但是在分娩过程中需要严密监测胎心，若胎心监护出现频繁的变异减速，经吸氧、改变体位不能缓解时，应及时终止妊娠。

6. 住院需要准备哪些物品？

卫生用品：牙刷、牙膏、毛巾、卫生纸、产褥垫、纸尿裤等。

个人用品：棉睡衣、内裤、合适的胸罩、宝宝包被、小上衣（几个）、小盆、哺乳用品等。

资料及证件：围产期保健手册、检查化验单、身份证、医保卡、生育证、结婚证等。

当然，银行卡或现金是必不可少的！

7. 产妇临产时关心的问题怎么解决？

即将分娩的产妇免不了有各种顾虑，医护人员怎么做才能消除产妇的顾虑呢？

（1）胎儿宫内缺氧　临产后，医护人员会密切观察产程，定时监测胎心变化，如发现胎儿宫内缺氧或其他异常，医生会及时选择适合产妇的分娩方式。

（2）脐带绕颈　脐带绕颈不是剖宫产的指征，只有当脐带绕颈圈数过多、缠绕过紧时，才会对胎儿产生影响。即使脐带不绕颈，当脐带受压时，胎儿也可能会出现缺氧症状，医护人员会密切观察产程进展。

（3）惧怕阵痛　阵痛是宫缩的表现，不等同于危险。分娩镇痛有两种方法：药物镇痛和非药物方法镇痛，产妇可以根据自身情况并遵照医生的建议选择使用。

（4）会阴侧切　接生时，助产士会根据产妇和胎儿的情况，选择是否侧切。

8. 决定分娩的四大要素是什么？

子宫收缩力、产道、胎儿、精神因素是决定分娩的四大因素。其中每一个因素都对分娩有一定的影响。整个产程是一个动态变化的过程，而不是像有些产妇想象的拿着彩超检查单就问："医生，你看看我能不能顺生?"分娩要是这么简单就好了。

9. 什么是宫缩?（视频：怎样识别异常宫缩?）

怎样识别异常宫缩?

宫缩，即子宫收缩力，是临产后的主要产力，贯穿分娩全过程。临产后的宫缩可以使宫颈管逐渐缩短直至消失、宫口扩张、胎先露下降、胎儿和胎盘娩出。正常宫缩有节律性、对称性、极性及缩复作用的特点，不能被强效镇静药物抑制。当然，在规律宫缩前常会出现假宫缩，即持续时间短，间歇时间长且不规律，强度不增加，常在夜间出现、清晨消失。

10. 走楼梯生得快的说法对吗?

从发动宫缩到分娩，是一个漫长的过程，常见到很多产妇痛得走不动还被家人搀扶着走楼梯，坚信这样就会生得快。其实，宫缩发动后，在宫缩不强且尚未破膜时，产妇可以在病室内走动，这样的确有助于加速产程进展。但是很多时候，为保证孕妇的精力和体力充沛，医护人员一般会建议孕妇以休息为主，维持产妇体力，尤其胎膜早破的产妇，需要绝对卧床休息，而不能下床活动。所以，临产后走楼梯并不能加快产程进展。

11. 分娩过程中产妇要如何配合才能顺利分娩?（视频：怎样缓解临产时的疼痛?）

怎样缓解临产时的疼痛?

在分娩过程中，产妇的精神心理因素是影响产程的一个重要因素。有相当一部分初产妇通过各种渠道了解到有关分娩的负面信息，害怕和恐惧分娩过程，致使其临产后情绪紧张，处于焦虑、不安和恐惧的精神心理状态。表现为听不进医护人员的解释，不配合相关的分娩动作，从而影响产程甚至发生胎儿宫内窘迫。所以，在分娩过程中，产妇要从以下几方面积极配合，才能顺利分娩。

（1）调整自己的心理状态。分娩是生理过程，产妇应消除内心的焦虑和恐惧，保持良好的精神状态。

(2)宫缩时不要大喊大叫，进行深呼吸，或用双手轻揉下腹部。若腰骶部胀痛，用手拳压迫腰骶部常能减轻不适感。

(3)少量多次进食，吃高热量、易消化的食物，注意摄入足够的水分，以维持体力。

(4)宫缩不强且未破膜时，产妇可在病室内走动，以加速产程进展。

(5)产妇应每2～4 h排一次尿，以免膀胱充盈影响宫缩及胎头下降。排尿困难时，可以留置尿管导尿。

(6)分娩过程中，产妇双足蹬在产床上，两手握产床把手。宫缩时深吸气屏住，然后如排便样向下屏气增加腹压，宫缩间歇时，呼气并使全身肌肉放松。

(张红利　王亚嫚)

(二)胎膜早破

1. 什么是胎膜早破?

“我妈说生孩子都要破水的，不是羊水破了就生了吗?”对，的确是要先破水孩子才能出来，但是正常的破水是在宫口近开全时破裂，其他任何临产前胎膜自然破裂，无论发生在孕期的什么时间，都被称为胎膜早破。

2. 我怎么知道是否破膜了?

“破膜是什么感觉？我能感觉到吗?”其实，破膜很容易判断。如果孕妇突然感觉阴道有尿液样液体流出，不受控制，那可能就是破膜了。当然，破膜的大小、位置的高低，决定了排液的量，持续性排液还是间歇性排液。如果不能确定，一定要到医院检查。

胎膜早破

3. 破膜后首先应该怎么办？（视频：胎膜早破）

“破膜后我想在家洗刷以后再去医院可以吗？”其实，破膜以后最严重的并发症是脐带脱垂。一旦出现脐带脱出阴道以外，阻断供血、供氧，几分钟内就会造成胎儿窒息，严重者胎死宫内。这么危险的事情，当然要尽量避免其发生。所以，破膜时产妇应立即采取平卧位，拨打 120 电话，尽快办理入院手续。

4. 为何在未临产时胎膜会破裂？

经过以上的科普，有些孕妇就会发出疑问，“胎膜早破一般容易发生在哪一类人身上呢？”主要发生在以下几类人：①感染者；②宫腔内压力异常者；③宫颈功能不全者；④胎膜发育不良者；⑤有创伤、机械性刺激者等。

5. 破膜后胎儿会缺氧吗？

破膜以后羊水就会不受控制地往外流。有人问，“羊水量是一定的，羊水流尽了怎么办呢？”其实，正常羊水量为 500～2 000 mL，主要来自胎儿的尿液、母亲血浆的透析液和羊膜的分泌液。羊水会持续不断地产生，虽然破膜后羊水流出来了，但是同时会有新的羊水产生。只要胎盘的血液供应良好，胎儿就不会发生缺氧。破膜后产妇应该多饮水，自己数胎动，密切监测胎心变化。

6. 破膜后会早产吗？

不足月的孕妇，破膜后一定会早产吗？一般情况下，破膜后 24 h 内会发动宫缩而临产。若孕周小，胎儿未成熟，未临产，可以在积极监护和预防感染的前提下，继续妊娠，争取延长孕周，促进胎儿肺成熟，增加新生儿的存活率。

7. 破膜后还需要做哪些检查和治疗？

破膜后，可以用阴道分泌物 pH 试纸或胰岛素生长因子结合蛋白-1

（IFGBP-1）检测并确认是否破膜；B 超监测胎儿羊水及发育情况；电子胎心监测胎儿宫内反应情况。产妇应该卧床休息，防止脐带脱垂；保持外阴清洁，每日外阴消毒 2 次；破膜 12 h，给予抗生素预防感染；监测生命体征变化；选择适当的时候采用合适的方式终止妊娠。

（李如旭）

（三）拉玛泽呼吸法

1. 什么是拉玛泽呼吸法？

拉玛泽呼吸法是一种助产方法，通过调整呼吸、做助产体操来放松心情、减轻阵痛，让产妇将注意力转移到呼吸的控制上。

2. 拉玛泽呼吸法有哪些优点？妊娠多久可以开始练习？

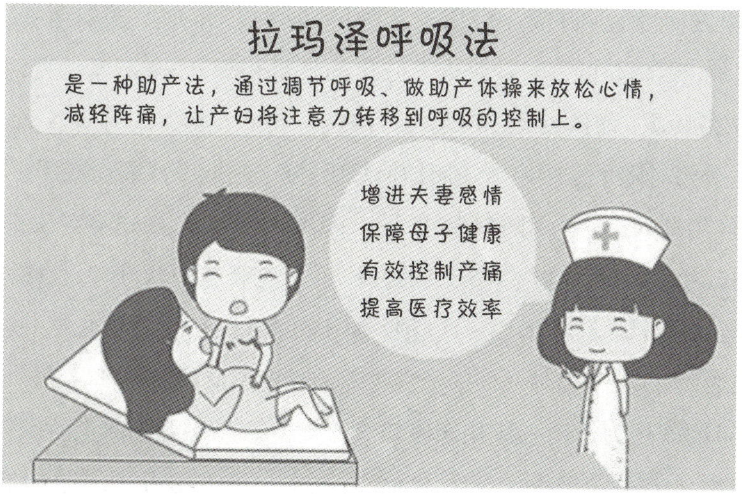

拉玛泽呼吸法与其他分娩减痛法比较，有以下优点：①保障母体及胎儿健康；②增进夫妻感情；③减少药物的使用，将生产的疼痛降低至人体可以忍受的程度；④夫妻一起度过妊娠及分娩过程，培养默契，增加亲密感；⑤减

少产妇对分娩的陌生及恐惧，能有信心地迎接分娩；⑥分娩时，利用呼吸技巧，主动控制宫缩引起的产痛，能维持镇定和保持体力。因此，拉玛泽呼吸法应从妊娠7个月开始练习，这样才能在分娩时熟练应用。

3. 拉玛泽呼吸法在分娩时应该怎么做？

首先，护士讲解及示范拉玛泽呼吸法的练习要领，指导产妇反复练习，并尽量说服其爱人陪伴进行，具体方法如下。

(1)基本姿势　产妇取卧位或盘腿坐于床上，身体完全放松，眼睛注视同一点。

(2)廓清式呼吸　慢慢用鼻子深深吸口气至腹部，再缓缓以口呼出，像吹灭蜡烛一样。

(3)胸式呼吸　应用于分娩开始，宫颈扩张2～3 cm时。产妇用鼻孔吸气、嘴巴吐气，腹部保持放松，6～9次/min。每次呼吸速度平稳，吸入量及呼出量保持均匀。待产时练习，每日5次，每次60秒。分娩时随着子宫收缩即开始吸气、吐气，反复进行，直到阵痛停止才恢复正常呼吸。

(4)浅而慢加速呼吸　应用于宫颈扩张4～7 cm时。产妇用嘴吸入一小口空气，保持轻浅呼吸，让吸入及吐出的气量相等，完全用嘴呼吸，保持呼吸高位在喉咙，就像发出"嘻嘻"的声音。待产时练习，每日5次，每次60秒。分娩时随子宫收缩增强而加速呼吸，随子宫收缩减弱而减缓呼吸。

(5)喘息呼吸　应用于宫颈扩张8～10 cm时。产妇先将空气排出后，深吸一口气，接着快速做4～6次的短呼气，感觉就像在吹气球，比嘻嘻轻浅式呼吸还要更浅。练习时由一次呼吸练习持续45秒，慢慢加长至一次呼吸练习能达90秒。分娩时可根据子宫收缩的程度调节呼吸速度。

(6)闭气用力运动　应用于宫口开全时。产妇平躺于床上，两膝屈曲，两腿分开，手握床旁把手，大口吸气后憋气，向下屏气用力，头略抬起向肚脐看，下巴向前缩，尽可能憋气20～30秒，吐气后马上再憋气，用力直至宫缩结束。

(7)哈气运动　应用于不能用力却又不由自主想用力时。孕妇嘴巴张开，像喘息式的急促呼吸。

4. 拉玛泽呼吸法可以减轻疼痛吗?

拉玛泽呼吸法可通过对神经肌肉控制、产前体操及呼吸技巧训练的学习过程,有效地让产妇在分娩时将注意力集中在对自己的呼吸控制上,从而转移疼痛,适度放松肌肉,对分娩充满信心,在产痛和分娩过程中保持镇定,达到加快产程并让新生儿顺利出生的目的。

5. 什么情况下不能使用拉玛泽呼吸法?

拉玛泽呼吸法虽然优点多多,但也不是适用于任何产妇。若产妇有以下情况,禁止使用:①医生认为不宜进行运动者;②有妊娠并发症,如前置胎盘、妊娠期高血压疾病、胆汁淤积综合征等;③有自然流产史、习惯性流产史及早产征兆;④有内科合并症,如心脏病、肝病、肾病、甲状腺功能亢进症、糖尿病等;⑤有外科合并症,如扭伤、摔伤等;⑥有不适症状,如头痛、腹痛、出血或窦性心动过速、心律失常等。

(马　静)

(四)无痛分娩

1. 什么是无痛分娩?

作为准妈妈的您,是否一直都在害怕传说中的阵痛?尤其是阵痛经过影视作品的渲染,更是让人害怕、担忧。其实,目前的医学技术有办法减轻阵痛,让产妇优雅地做妈妈,这就是无痛分娩。

无痛分娩在医学上称为分娩镇痛,是使用各种方法使分娩时的疼痛减轻甚至消失。分娩镇痛可以让产妇不再经历疼痛的折磨,减少分娩时的恐惧和产后的疲倦,让产妇在时间最长的第一产程得到休息。当宫口开全时,产妇因积攒了体力而有足够力量完成分娩。

2. 分娩时为何会痛?

产妇分娩时,子宫收缩使子宫肌纤维缺血、宫颈管进行性缩短、宫口进行性扩张及子宫韧带、腹膜受到牵拉等造成内脏痛,尤其在第一产程活跃期,疼痛明显加剧。加上产妇精神紧张、恐惧、焦虑和担心胎儿等原因,产妇的痛阈降低,神经递质分泌增加,疼痛加剧。

3. 分娩疼痛有多痛?

分娩疼痛程度严重,属于急性疼痛范畴,疼痛剧烈,甚至感觉痛不欲生、难以忍受。疼痛持续时间长,长达 10 ~ 20 h。随着产程的进展,疼痛进行性加剧。约有 50% 的产妇分娩时感到剧烈疼痛,难以忍受;其中 20% 感到极其严重的疼痛,甚至达到痛不欲生的地步。初产妇中剧烈疼痛的比例更是高达 44% 。这种疼痛除了有助于产科医生判断产程进展外,对产妇和胎儿无任何益处。而产前阵痛不仅是一种躯体上的疼痛,还容易唤起人内心曾经的重大创伤,也是诱发产后抑郁的原因之一。

4. 分娩疼痛有危害吗?

分娩疼痛对产妇有一定的影响,如疼痛致产妇血压升高、心率增快、氧耗量增加及过度通气,从而引起呼吸性碱中毒;疼痛还可致产妇心理恐惧、焦虑、不合作;疼痛致剖宫产率增加。同样,疼痛对胎儿及新生儿也有影响,如缺氧、酸中毒等。

5. 无痛分娩有哪些方法?

目前,无痛分娩的方法有很多种,包括非药物性镇痛和药物性镇痛两大类。非药物性镇痛包括精神安慰法、呼吸法、导乐仪、水中分娩等;药物性镇痛包括笑气吸入法、肌内注射镇痛药法、椎管内分娩镇痛法等。现在最常用是硬膜外阻滞麻醉。

分娩镇痛

6. 硬膜外阻滞麻醉有哪些优点? 如何操作? (视频:分娩镇痛)

硬膜外阻滞麻醉就是通过椎管内应用麻醉药,不让子宫的感觉神经向大脑传导疼痛信号，从而达到减轻痛苦的目的（据统计，硬膜外阻滞麻醉可以减轻至少70%的疼痛，镇痛有效率达97%）。这种方法能让产妇一直保持清醒，它阻断的只是局部的感觉神经，不影响宫缩，也不影响腹肌力量，可以让产妇在清醒的情况下，持续主动配合宫缩用力，不影响分娩进程。而且由于是局部麻醉，麻醉药进入血液的量非常少，不会对胎儿产生影响。硬膜外阻滞麻醉是目前应用最广泛、效果最确切、最安全有效的方法。

硬膜外阻滞麻醉需要由专业的麻醉医生来操作。具体的操作就是等到出现规律宫缩，宫口开2～3 cm或宫缩不能忍受时，在腰椎椎管的硬膜外腔置一条小小的导管，导管的另一端和一个镇痛泵连接。镇痛泵按照预设好的速度和剂量，把低浓度的局部麻醉药和小剂量的镇痛药，通过这条导管注入椎管里，宫缩引起的疼痛就会在一定程度上得到缓解。目前，椎管内分娩镇痛的安全性和有效性已经得到证实。有了分娩镇痛，其实，自然分娩也并没那么可怕。

7. 无痛分娩有哪些优点？

分娩镇痛就是要最大限度地减轻产妇的痛苦，只要产妇有需要，就应根据产妇意愿决定何时进行分娩镇痛。经产妇在分娩镇痛方面同样应受到重视。分娩镇痛的优点：①提高分娩期母婴安全性；②缩短产程；③减少剖宫产率；④减少产后出血；⑤减少胎儿缺氧；⑥减少新生儿窒息；⑦是社会文明的体现，使产妇在分娩过程中依然保持优雅和尊严。

8. 是不是每个产妇都能用无痛分娩呢？

分娩镇痛是每一位产妇及胎儿的权利，女性有权享受安全、幸福的分娩服务；胎儿有权在宫内宫外旅途中受到保护和善待。大多数产妇都适合无痛分娩。但是，如果产妇合并有凝血功能障碍、药物过敏、腰部有外伤史等疾病，应当咨询医生，由医生来决定是否可以进行无痛分娩。

9. 无痛分娩有什么副作用？

无痛分娩当然有副作用，例如：①皮肤瘙痒，发生率为40%～80%，无须处理;②恶心、呕吐,发生率与硬膜外镇痛相似,与阿片类药物有关;③胎心过缓,15% ~20% 的产妇在镇痛 20 ~30 min 内发生胎心过缓(与硬膜外镇痛相似),多可自行缓解,不增加剖宫产率;④蛛网膜下腔阻滞后头痛,发生率为 10.8% ~52.0% 。

（马　莉）

(五)剖宫产术后护理

1. 剖宫产术后能饮水、进食吗?

由于剖宫产手术中使用了麻醉药来麻痹神经,所以术后饮水、进食都有一定时间的限制。若饮水、进食过早,会造成呕吐,严重时会导致窒息。一般情况下,术后 6 h 内禁饮、禁食,6 h 后可以少量多次饮温开水,术后 12 h 可以进食米油、面汤等流质,但禁食高蛋白、豆制品、红糖水等产气类流食,排气后可以恢复正常饮食,禁食辛辣刺激类食物。

2. 术后何时可以活动?

产妇术后 6 h 内去枕平卧,以防头痛、误吸。家属可以按摩产妇的小腿和脚后跟,适当做一些伸屈腿活动,以防血栓形成;6 h 后可以主动卧位,勤翻身,防止肠粘连及血栓形成,同时有助于术后恶露排出及排气。

3. 术后尿管要留多长时间? 会感染吗?

剖宫产手术由于怕术中误伤膀胱,一般会留置尿管 24 h。为预防感染,每日尿管护理消毒 2 次。术后 24 h 取出尿管后,产妇要多饮水,勤小便,增加排尿次数,以防感染。

4. 术后多长时间可以排气? 发生胀气怎么办?

排气,通俗点说就是放屁。排气意味着胃肠道功能的恢复,多数产妇于术后 48 h 左右即可排气；增加活动可以促进肠蠕动，帮助排气。由于麻醉药的作用，剖宫产术后产妇胃肠道麻痹，会出现胀气。如若胀气，可以增加活动次数，给予肛管排气、开塞露诱导、针灸理疗等。

5. 术后可以用束缚带吗？术后活动受限该怎么哺乳？

剖宫产术后想要快速恢复小蛮腰，小小的束缚带有大大的作用，但是正确使用束缚带的时间该怎么衡量呢？横切口可于术后 3 ~ 5 天使用；竖切口术后即可使用。均以感到舒适即可，不可过紧或过松。

6. 术后切口疼痛怎么办？（视频：剖宫产术后注意事项）

剖宫产手术，从腹壁到子宫，层层切开，层层缝合，术后疼痛是很正常的生理现象，但这可不意味着就生生去忍着，术后镇痛有妙招。静脉自控镇痛泵治疗疼痛效果好、用药少、血液浓度恒定，可抑制机体的应激反应，缓解切口疼痛，减少并发症，并促进产妇产后身体功能的恢复。

剖宫产术后注意事项

（李如旭）

四、产褥期护理

（一）产后恶露的观察

产褥期是指从胎盘娩出到产妇全身各器官（除乳腺外）恢复至正常未孕状态所需的一段时间，一般持续 4 ~ 6 周。产后恶露的观察有利于判断子宫复旧情况，应特别重视。

1. 什么是恶露？（视频：什么是恶露？）

什么是恶露?

恶露是指产后随子宫蜕膜脱落，含有血液、坏死蜕膜等组织经阴道排出。恶露有血腥味，但无臭味，其颜色及内容物随时间而变化，一般持续 4 ~ 6 周，总量为 250 ~ 500 mL。

2. 恶露是如何分类的？有什么特点？

恶露因其颜色、内容物及持续时间不同，分为以下 3 种。

（1）血性恶露　因含大量血液得名，色鲜红，量多，有时有小血块。镜下见大量红细胞、坏死蜕膜及少量胎膜。血性恶露持续 3 ~ 4 天后，出血逐渐减少，浆液增加，转变为浆液恶露。

（2）浆液恶露　因含大量浆液得名，色淡红。镜下见较多坏死蜕膜组织、宫腔渗出液、宫颈黏液，少量红细胞及白细胞，且有细菌。浆液恶露持续 10 天左右后，浆液逐渐减少，白细胞数增多，变为白色恶露。

（3）白色恶露　因含大量白细胞，色泽较白得名，质黏稠。镜下见大量白细胞、坏死蜕膜组织、表皮细胞及细菌等。白色恶露约持续 3 周。

3. 产后排恶露时需要注意什么？

产妇要每日观察排出恶露的数量、颜色及气味。若红色恶露增多并持续时间延长，提示子宫复旧不全，应及早使用子宫收缩剂。若恶露有腐臭味并有子宫压痛，提示合并感染，应给予广谱抗生素控制感染。

4. 恶露多少是正常？

产后的出血，其实称为恶露。胎儿娩出后，子宫内膜要脱落，血液、坏死蜕膜等都要流出子宫，这是正常的生理现象，不超过月经量即可。如果持续时间过长，或超出月经量，或出大量鲜血，需要就医进一步检查。

5. 产后恶露反复的原因有哪些？

虽然每个产妇都有恶露，但每人排出的量及持续时间不尽相同。正常产妇产后恶露一般持续 2 ~4 周，少数产妇可以持续 1 ~2 个月，还有些产妇产后恶露反复，时多时少。究其原因，主要有以下几点。①宫缩乏力：可因子宫畸形、子宫肌瘤等原因，影响子宫收缩；产程时间过长或难产，耗伤气血；产后未能很好休息或平素身体虚弱、多病，使宫缩乏力，导致恶露不绝、恶露反复。②胎盘因素：胎盘粘连或植入，部分胎盘胎膜残留，影响子宫收缩。此时除了恶露不净，还有出血量时多时少，内夹血块，并伴有阵阵腹痛的现象。③宫腔感染：可因产后洗盆浴，或卫生巾不洁，或产后未满月即行房事，也可因手术操作者消毒不严密等原因致使宫腔感染。此时恶露有臭味，腹部有压痛，并伴有发热，查血常规可见白细胞总数升高。④过早进补：如果产妇分娩后过早吃麻油鸡（如在第一、二周食用麻油鸡），会导致恶露不易排干净，甚至导致延迟性产后出血，如此容易使血块堆积于子宫内，甚至会发生子宫内膜炎或败血症等。

6. 产后恶露反复的危害有哪些？

产后恶露反复可以导致局部和全身感染，严重者会发生败血症；引起切口感染裂开或愈合不良，甚至需要切除子宫；容易发生晚期产后出血，甚至大出血休克，危及产妇的生命。

7. 如何预防和处理产后恶露反复？

产后恶露反复可以危害产妇健康，应积极预防及处理，主要方法如下。

①分娩前积极治疗各种疾病，如妊娠期高血压疾病、贫血、阴道炎等。②对胎膜早破、产程延长者，给予抗生素预防感染。③分娩后仔细检查胎盘、胎膜是否完全，如有残留，应及时处理；如胎盘不完整或大部分胎膜残留，必须在严密消毒下，徒手或用器械进入宫腔取出，以防产后出血或感染；如有小部分胎膜残留，可于产后使用宫缩剂促其自然排出。④坚持哺乳，孩子吃奶时可引起反射性子宫收缩，有利于子宫收缩和恶露的排出。⑤分娩后每日观察恶露的颜色、量和气味，正常的恶露应无臭味但带有血腥味，如果发现有臭味，则可能是子宫内有胎物残留，应立即治疗。⑥定期观察子宫收缩情况，一旦发现子宫收缩差，应该找医生开服宫缩剂。⑦保持阴道清洁，勤换卫生巾，禁止性生活，避免感染。

（张红利）

（二）“坐月子”的那些事

1. 如何安排“坐月子”中的衣食住行？（视频：产后科学“坐月子”）

产后科学“坐月子”

产褥期是产妇身体和心理恢复的一个关键时期，坐月子是指产妇用 1 个月的时间进行休养，以顺利度过产褥期。因此，应合理安排这个时期产妇的衣食住行，促进产妇心理和生理功能的恢复，需要注意以下几点。

（1）产妇居室应清洁　定时开窗通风，保持室内空气流通，但要注意保暖，避免受寒。

（2）加强营养，合理饮食　少食多餐，荤素搭配。饮食宜清淡，忌生冷、辛辣、油腻、不易消化的食物，可多吃新鲜蔬菜、水果。

（3）注意休息，劳逸结合　恶露减少，身体趋向恢复时，可以适当活动，有助于恶露的排出，但至少 3 周以后才能做全部的家务劳动。产后康复锻炼应该循序渐进，以利于盆底及腹肌张力恢复。产后未满 42 天禁止性生活。

（4）穿着柔软、宽大的棉质衣物　保持外阴清洁，每天用温开水或 1 : 5 000 高锰酸钾溶液清洗外阴。选用柔软消毒卫生纸，经常换卫生巾和内裤,减少细菌侵入机会,防止感染。

(5)保持心情愉快舒畅,避免情绪激动,特别要注意额外的精神刺激,避免产后抑郁症的发生。

2. 产妇需要忌口吗?应该如何调节饮食?

民间流传着产妇"坐月子"需要忌口的说法,如"吃鱼会引起伤口发炎""吃了树上长的东西会回奶"等,其实这些说法是没有科学依据的。产妇产后即面临两大任务:一是产妇本身的复原;二是要有足够的乳汁哺育宝宝。因此,在"坐月子"期间应注意营养丰富,饮食多样化,不但无须忌口,还必须注意饮食调理。那么,如何调节产妇的饮食呢?

(1)吃营养价值高的食物,少量多餐　多吃含蛋白质、钙、铁比较丰富的食物,如红糖、牛肉、牛奶、动物肝脏、鸡蛋、豆类及豆制品,也可用猪骨头、猪蹄煮汤喝。产妇产后胃肠功能减弱,蠕动减慢,故少量多餐有利于胃肠功能和体形的恢复,以每天进餐4~5次为宜。

(2)饮食要搭配合理,营养全面　每餐的进食应做到干稀搭配,干的可以保障营养供给,稀的可以提供足够的水分。食物中的汤汁营养丰富,而单纯饮水会冲淡胃液,降低食欲。吃适量的粗粮,可以满足身体各方面的需要,如小米粥、玉米粉粥等。多食水果、蔬菜,不但可以补充产妇需要的维生素,还可以促进乳汁正常分泌。

(3)多吃易消化、刺激性小的食物　有些食物营养丰富但不易消化,吃多了会引起胃肠不适和大便秘结,特别是产妇活动量少,所以要吃易消化的食物,不吃或少吃生、冷、硬和刺激性食物。

(4)不要偏食、挑食,不要盲目忌口　只有哺乳期营养全面,才能满足婴儿和产妇的需要。要纠正挑食和偏食的不良习惯,不要道听途说盲目忌口,否则容易导致营养不全面而影响母婴健康。

3. 产妇喝炖母鸡汤好还是公鸡汤好?

人们只知道老母鸡肉营养丰富,适合产妇食用,却不知道由于母鸡的卵巢中含有较多的雌激素,产妇吃喝母鸡汤,会增加体内雌激素水平,从而抑制催乳素的作用，不但不能催乳，反而减少了乳汁的分泌量，使产妇乳汁不足，甚至产后无奶。产妇多喝炖公鸡汤不仅可以增加营养，而且能催乳。这是因为公鸡的睾丸中含有雄激素，雄激素有对抗雌激素的作用，减少血液中雌激素水平，从而有利于发挥催乳素的泌乳作用，使产妇乳汁增加，达到催乳的目的。

4. 产后吃鸡蛋越多越好吗?

鸡蛋是产妇必备食品，含有丰富的蛋白质、脂肪、卵磷脂、核黄素、钙、铁及多种维生素，是很好的营养品之一。鸡蛋虽然营养丰富，但进食过多不但浪费，而且容易增肥和增加胃肠负担，引起消化不良。另外，过多食用鸡蛋容易引起大便干燥，诱发痔疮。一般每天吃 2 ~ 3 个鸡蛋为宜，营养足够，又能吸收，配合食用其他易消化的营养丰富的食品，既可保证营养的供给，又可以增加产妇的食欲，维持产妇正常的消化功能。

5. 产妇夏天能用空调吗?

产妇夏天分娩，由于天气炎热，加上旧的风俗习惯怕产妇“受风”而要求关闭门窗，包头盖被，不敢开窗通风及使用空调，使居室及身体均处在高温、高湿状态，影响出汗散热，导致产妇和婴儿出痱子、脱水甚至中暑。那么，产妇究竟能不能用空调呢？答案当然是能用。但是在使用过程中，需要注意以下几点：①空调温度要适宜，一般以 26 ~ 28 ℃为宜，温度不可调得过低，以免与外界环境温差过大，忽冷忽热，降低机体抵抗力；②避免冷风直接吹到身上，以免引起产妇全身关节疼痛或者发生感冒；③居室空调不宜开得过久，每天要注意通风换气，保持室内空气新鲜，以利于产妇身体健康。

6. 产妇何时能下床活动？能出屋门吗?

产妇早日下床活动，可以促进身心恢复，有利于子宫的复原和恶露排出，从而减少感染机会；还可以减少下肢静脉血栓形成的发生率；促进膀胱和排尿功能迅速恢复，减少尿路感染；促进肠道蠕动及胃肠道功能的恢复，增进食欲，减少便秘的发生；有利于盆底肌、筋膜紧张度的恢复。因此，产妇产后应尽早适当活动。正常产的健康产妇可于产后6～12 h起床轻度活动，产后第2天就可以在室内随意走动。会阴侧切产妇可以晚一些下床活动，剖宫产无合并症者第2～3天可以下床活动。但开始几天活动时间不要太长，以免过度疲劳，可以逐步增加活动量。1周以后如果天气晴朗，可以到户外活动。在户外呼吸新鲜空气，晒晒太阳，会使精神愉快、心情舒畅。应该注意的是不要着凉或过度疲劳，要量力而行，开始时可每天出卧室活动1～2次，每次不超过半小时，一般在上午10点和下午3～4点最好。值得提醒的是，早期活动指的是轻度活动，而不是过早进行大量的体育锻炼，更不是过早从事重体力劳动，这样才能防止阴道壁膨出或子宫脱垂。

7. 产褥期能洗澡吗？能不能洗盆浴？

产后洗澡可以清洁皮肤，促进血液循环，排除污秽和病原体，有利于产后康复，防止皮肤感染。由于产妇在孕期血液循环的改变，产后要恢复到孕前状态，产后很容易出汗，特别是睡觉和醒来时往往大汗淋漓，再加上小便较多、阴道恶露的排出，常污染外阴和肛门周围皮肤。若不经常清洗，细菌和病毒很容易经阴部逆行阴道、宫颈而引起这些部位的感染，导致盆腔炎。产妇乳房胀时经常淌乳汁，身上黏湿不舒服，所以产后需要勤洗澡、勤更衣。产后最初几天，应该用温水擦澡，出院后切口基本愈合，就可以冲洗淋浴了，但注意要调节好室温和水温，做到“冬防寒、夏防暑、春秋防风”。洗澡时间不宜太长，每次洗浴时间以5～10 min为宜，洗浴后迅速擦干身体、穿衣，避免风吹着凉。需要注意的是，产褥期不能洗盆浴，以免发生逆行感染。

8. 产褥期能刷牙吗？刷牙时应注意什么？

产妇由于进餐次数多，食物残留在牙齿表面和牙缝内的机会增多；另外，产妇在进食大量糖类、高蛋白等食物，最易损坏牙齿，引起口臭、牙周炎、牙痛、口腔溃疡等。因此，产妇在产褥期完全可以刷牙。

刷牙时注意以下几点：①用小头、软毛的保健牙刷刷牙；②刷牙前用温水把牙刷泡软；③注意刷牙方法要正确，每天早起和睡前刷牙，不要横着刷，要纵向刷牙，以便清除残留在牙缝内的食物残渣，饭后一定要漱口。

9. 产妇为何出汗多？是因为身体虚弱吗？

无论春夏秋冬，不管天冷天热，产妇出汗总是比正常人多。这种产后从皮肤排出大量汗液的现象，称为褥汗。这是因为产妇在孕期，为了满足母胎的营养和循环的需要，体内水分积蓄，分娩后这些水分就成了多余的东西，不排出体外就会增加心脏负担。孕晚期，由于输尿管增粗，蠕动减慢，钠水潴留在体内，产后需要及时将多余的水分排出体外。体内水分的排出主要通过大小便、皮肤、呼吸道三方面。皮肤排泄功能旺盛，水分就从皮肤排泄。这是产妇出汗多的原因之一。产妇产后甲状腺功能亢盛尚未恢复，脂肪、糖、蛋白质代谢旺盛；加之进食较多的高能量食物及汤水，这是产后多汗的又一原因。产后体温略有升高，需要通过出汗散热。总之，产后多汗是机体恢复和自身调节的一种正常生理现象。一般在产后 1 周内较为明显，产后 2 周自行缓解，并不是身体虚弱所致，产妇不必为此多虑。但是必须注意，有一种病理性出汗，医学上称为产后汗出异常。表现为汗出湿衣，持续不断，常兼气短懒言、倦怠嗜卧，或见睡觉多汗、醒来即止，以及情绪烦躁、口干咽燥、头晕耳鸣等症状。出现这种情况时，要及时诊治。

10. 产后腰背痛是怎么回事？

产后腰背痛是已生育女性中比较常见的现象，定义为肋缘以下、臀部以上部位的疼痛，合并或不合并下肢痛，一般产后 1 个月后会逐渐消失，倘若产后新妈妈腰背痛未见减轻，持续时间较长（超过 12 周），就有可能发展为慢性腰背痛了。

11. 产后为何会发生腰背痛？

经过妊娠和分娩，大多数产妇在产后会出现腰背痛的症状，主要有以下几方面的因素。

（1）生理性韧带松弛　妊娠后孕妇体内激素水平发生很大变化，除了雌激素、孕激素外，血清松弛素也明显增高，使骨盆韧带松弛，方便胎儿顺利娩出。此外，增大的子宫压迫盆底神经、血管及肌肉等，也可引起腰骶部疼痛。

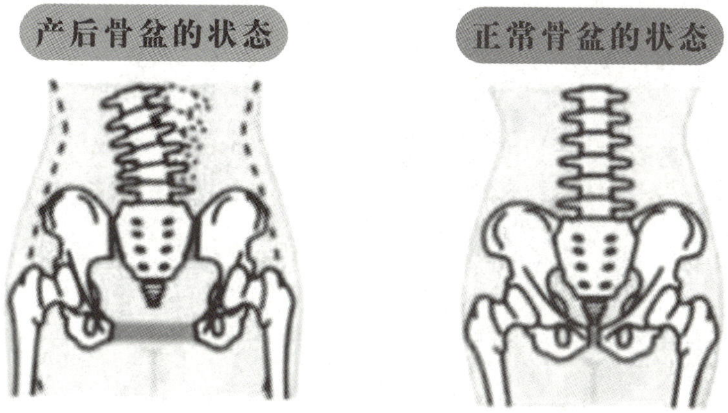

(2)生理弯曲改变　妊娠时孕妇腹部膨隆,使身体重心向前下倾斜,为了维持身体平衡,出现腰背部肌肉紧张;生产后特别是剖宫产术后去枕平卧,改变了脊柱的生理弯曲,加重了腰背部肌肉的紧张;产后过早地穿高跟鞋,使身体重心前移,除了引起足部疼痛外,还可反射性地引起腰痛;另外,不恰当的喂养姿势,使腰背部肌肉总是处于不放松的状态,形成慢性劳损,也会出现腰痛。

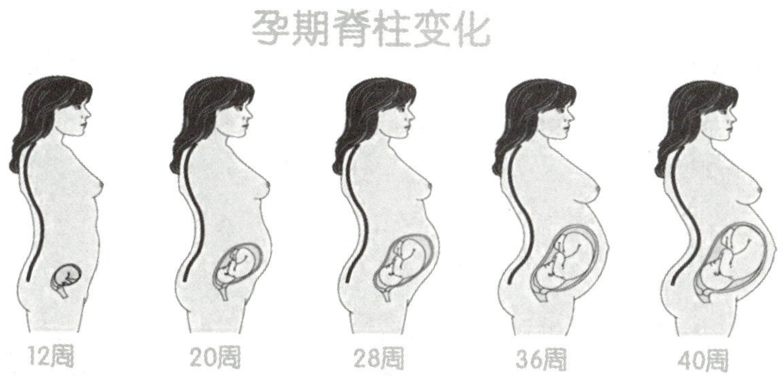

(3)子宫后位及脱垂　产妇卧床休息时,维持子宫前倾前屈位的韧带松弛,子宫未能很快完全复位,可导致子宫后位,刺激腰骶部,出现腰部酸痛;产后不注意休息,过于劳累、负重、久站久坐、束腰过紧等,导致子宫脱垂,也会引起腰痛。

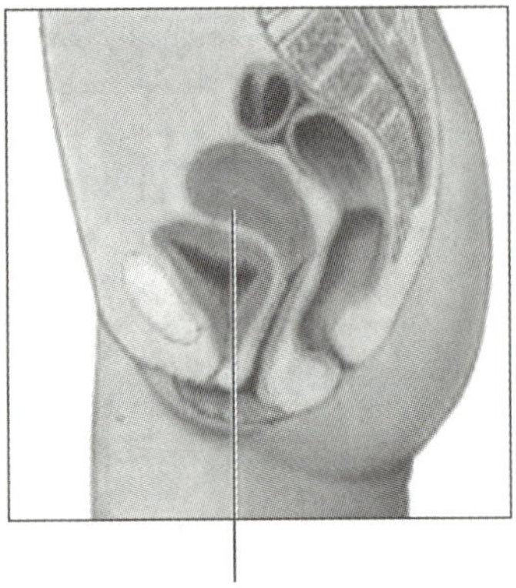

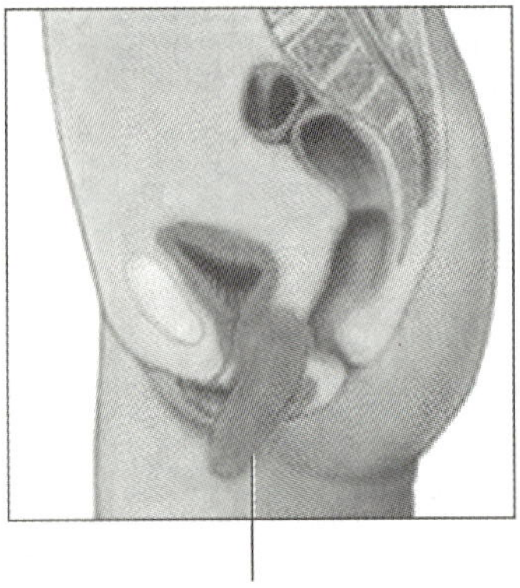

正常子宫　　　　子宫脱垂

(4)生理性缺钙　妊娠后普通饮食已满足不了母体及胎儿对钙的需求，以及分娩后的母乳喂养都会使母体钙大量流失，加之产后雌激素水平低下导致体内钙不足，缺钙时出现骨质疏松也会引起腰背痛。

(5)剖宫产　剖宫产手术导致身体分泌大量的炎性致痛物质，使中枢神经系统对疼痛刺激更加敏感。

(6)过度劳累　产后经常弯腰照料宝宝，如洗澡、穿衣、换尿布等，腰部肌肉不堪重负，容易造成腰肌劳损而疼痛。

此外，对于原本就存在腰痛症状的疾病，如强直性脊柱炎、骶髂关节炎、腰椎间盘突出症、腰肌劳损等，无论是剖宫产还是自然分娩，都可能会使原有的腰痛症状加重。

12. 产后腰背痛怎么办?

一般产妇产后都会感觉腰痛，怎么治疗呢？腰部有支撑和保护作用，如果出现腰痛，可适当按摩、理疗，热敷疼痛部位，注意保暖，促进腰部血液循环，缓解腰部不适感，也可佩戴腰痛治疗带。如仍不能缓解，应及时去医院就诊。

13. 如何预防产后腰背痛?

多数产妇的产后腰背痛是孕期腰背痛的延续，因此，应从以下几方面进行预防。

(1)注重产前预防　从孕期开始,坚持均衡合理地进食,避免体重增加过快、过重而增加腰部的负担,况且胎儿过大会使产妇分娩困难,甚至出现并发症。控制体重已经成为防止产伤的重要环节。

(2)产前产后注意体位　产后保持充足的睡眠,经常变换卧床姿势,避免经常弯腰、久站久坐,避免过于用力,不要过早跑步、走远路,以免导致子宫后位或子宫脱垂而引起腰痛。

(3)做预防腰痛的体操　孕期在医生指导下,适当做一些预防腰痛的体操;产后2周开始做加强腹肌和腰肌的运动,增强腰椎的稳定性;

(4)围产期适当补钙　多喝牛奶、多吃芝麻等钙含量丰富的食物,多晒太阳,促进钙的吸收。在防止腰痛的同时,也为胎儿(婴儿)提供足够的钙。

(5)选择合适的哺乳姿势　在给宝宝喂奶时,尽量寻求轻松、舒适的姿势,不要让背部感到拉紧或压迫。

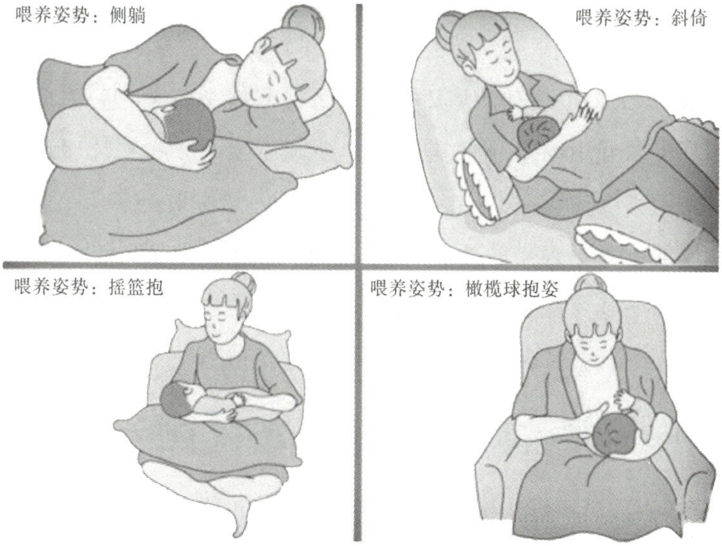

14. 产后为何会发生尿失禁?

排尿动作不仅受到神经系统的控制,同时很多肌肉群也参与了这一活动,如盆底肌、腹部肌肉。女性在分娩时,不管是自然分娩,还是阴道手术助产,盆底的肌肉、筋膜及腹肌都因承受较大的伸展,或因撕裂而变得松弛、软弱、弹性下降，特别是会阴有伤痕更会影响肌肉舒缩。所以有的产妇生下宝宝后出现小便失控现象，这就是所谓的尿失禁。

15. 产后尿失禁有什么症状？如何防治尿失禁？

产后尿失禁会出现以下症状：每天排尿 8 次以上，但总排尿不净；夜尿频繁；憋尿有困难；当咳嗽、打喷嚏等腹压突然增加时会不自主地有尿液流出。为了防治尿失禁，产妇可以做产后保健操，还可以进行盆底肌训练、盆底电刺激、膀胱训练等，产后进行凯格尔（Kegel）训练等。促使盆底肌和松弛的腹壁恢复张力，增强膀胱的舒缩功能，促进肌体复原，改善尿失禁。

16. 什么是子宫脱垂？产后如何预防子宫脱垂？

子宫脱垂是指子宫从正常位置沿阴道下降到坐骨棘水平以下，甚至子宫全部脱出于阴道口外。

怎样预防子宫脱垂呢？首先，在产褥早期做简单的康复体操；产后进行 Kegel 锻炼，每天提肛运动锻炼 2 ~ 3 次，每次坚持 10 ~ 20 遍，以增加盆底肌的弹性，促进盆底组织早日恢复。其次，加强产后锻炼，并且逐渐增加运动量；在产褥期不要总是仰卧，要经常更换体位，如侧卧或俯卧，避免子宫后倾，因后倾的子宫更容易脱垂。再次，做家务时最好站着或坐着，避免蹲着干活。最后，尤其要注意防止便秘或咳嗽，以免诱发子宫脱垂。如果产妇能够注意以上几点，就会大大减少发生子宫脱垂的概率。

17. 产后 42 天必须去医院检查吗？都检查什么内容？

一般产妇产后 6 周生殖器官才能逐渐恢复正常，所以产后 42 天一定要去医院进行常规随诊，以了解全身和生殖器官及产后哺乳情况。

检查项目有测血压，查血常规和尿常规，了解哺乳情况。妇科检查包括了解子宫复旧及附件是否恢复到非孕状态，腹部及会阴部伤口愈合情况，盆底托力等。妊娠及产后有并发症者，应作为重点复查对象，除常规检查外，还应根据不同情况进行相应的检查。一旦发现异常，应及时治疗，以促进身体早日康复。同时应带着婴儿一起去医院做一次全面检查。

18. 产后多长时间可以有性生活?

产后恢复性生活大致的时间为产后8周,但还得看产妇体力恢复与恶露是否完全干净等情况。有时必须适当延长停止性生活的时间,不可操之过急。如果能在月经恢复后开始性生活则是最理智的做法。如果是剖宫产、产钳术、会阴及宫颈缝合术后,产褥期有感染、发热、出血等情况,其子宫、阴道、外阴等组织器官恢复缓慢,恢复性生活的时间则应后延。一般来说,产钳及缝合术者应在伤口愈合、瘢痕长好,约产后70天恢复性生活,剖宫产者最好在产后3个月以后恢复性生活。若已经恢复性生活,应采取避孕措施。

19. 产后多长时间会有月经? 哺乳期需要避孕吗?

多数产妇产后不来月经,这属于生理现象。产后何时来月经往往与产妇是否哺乳、哺乳时间、产妇的年龄及卵巢功能是否恢复等因素有关。一般来说,产妇在产后1个月以后,脑垂体对下丘脑所分泌激素的反应已经恢复正常,所以卵巢开始有新的卵泡生长、发育、成熟而发生排卵,排卵后2周左右就来月经。不给婴儿哺乳的产妇,上述变化可能发生得更早,但也有少数人虽然哺乳,仍可能排卵,在产后2~3个月也会有月经。因为排卵是在月经来潮之前,所以产后不来月经仍可能妊娠。即使在哺乳期,只要有性生活,就应采取避孕措施。哺乳者以工具避孕为宜,不哺乳者可选用药物避孕。

（张连琴　崔海霞　张红利）

（三）产后心理障碍

1. 什么是产后心理障碍?

产后心理障碍是指产妇产后发生的沮丧及抑郁,通常在产后2周内出现。产后心理障碍不单是医学问题,还是社会因素和人格倾向的综合问题,近年来发病率有上升趋势,因此要从生理、心理、社会多方面给予关注。

2. 产妇为何会出现产后心理障碍?

产褥期是女性情感生活中最为脆弱的阶段,容易发生产后心理障碍。究其原因,主要表现在以下几个方面。

(1)分娩因素　产时、产后的并发症给产妇带来的紧张和恐惧,导致其生理和心理上的应激增强,致使心理不平衡。

(2)心理因素　主要是产妇个性特征如敏感、性格内向、情绪不稳定等导致产后心理障碍。

(3)内分泌因素　分娩后胎盘类固醇分泌突然减少,胎盘分泌的人绒毛膜促性腺激素(HCG)、胎盘生乳素、孕激素、雌激素的量急剧下降,以及雌激素、孕激素的不平衡,在此病中均起着一定的作用。

(4)社会因素　如产妇本人的工作不顺利、亲人患病或去世、家庭不和睦、缺乏家庭和社会的支持及帮助,都可导致此病的发生。

(5)遗传因素　有精神病家族史的产妇,产后心理障碍发病率较高。

3. 产后心理障碍有哪些表现?

产后心理障碍一般发生在产后 2 周内,产后 4 ~ 6 周症状最明显。病程可持续 3 ~ 6 个月,少数可持续 1 年以上。主要表现:情绪抑郁,体重显著下降或增加,失眠或过度睡眠,疲劳或乏力,遇事感觉无意义或有自罪感,对多数或全部活动明显缺乏兴趣或愉悦,精神运动性兴奋或阻滞,思维力减退或注意力涣散,反复出现死亡想法,重者可出现伤害婴儿或自我伤害行为,也可伴有自主神经功能紊乱症状。

4. 产后心理障碍可以治疗吗?

对产后心理障碍者,要认真评估病情,识别诱因,减缓压力,对症处理。治疗方法主要包括心理治疗和药物治疗。

5. 怎样预防产后心理障碍?(视频:产后抑郁症及预防)

在孕妇妊娠或分娩过程中,适当的关心和爱护可有效预防产后心理障碍的发生。利用孕妇学校等渠道减轻产妇对妊娠、分娩的紧张和恐惧，完善自我保健意识。孕期保持心情愉快，爱人有责任给予关心和生活上的帮助，当好妻子的心理医生，减少妻子的精神刺激，因为孕期焦虑的产妇，患产后抑郁的可能性大。产褥期为产妇提供一个安静、舒适、和谐、温暖的家庭环境，保证产妇摄入足够的营养和睡眠充足，避免不良环境对产妇造成刺激，协助产妇尽快进入并适应母亲的角色，指导产妇与婴儿进行交流、接触，鼓励其动手为婴儿提供照顾，培养产妇的自信心。

产后抑郁症及预防

（张连琴　崔海霞）

五、新生儿护理

(一)新生儿护理常识

1. 新生儿吃什么最好?

答案当然是母乳了,你答对了吗?

2. 新生儿常见的特殊生理现象有哪些?

新生儿特有的一些生理现象,总是令家人不知所措,担忧不已。因此,了解这些现象非常必要。

(1)生理性体重下降　新生儿出生后数日内,因丢失水分较多及胎便排出,出现体重下降,但一般不超过10%,生后10天左右恢复到出生时体重。

(2)生理性黄疸　由于新生儿胆红素特点,50%～60%的足月儿和>80%的早产儿于出生后2～3天内出现黄疸,4～5天达高峰。一般情况良好的足月儿在出生后2周内消退,早产儿可延到3～4周。

(3)乳腺肿大　出生后3～5天,男、女新生儿均可发生乳腺肿大,切勿挤压,以免感染,一般在出生后2～3周内消退。

(4)"马牙"和"螳螂嘴"　新生儿上颚中线和齿音切缘常有黄白色小斑点,俗称"马牙",系上皮细胞堆积或黏液泌物稽留所致,于生后数周至数月消失。新生儿面颊部有脂肪垫,俗称"螳螂嘴",对吸乳有利,不应挑割,以免发生感染。

(5)粟粒疹　新生儿出生后3周内,可在鼻尖、鼻翼、面颊部长出细小的、白色或黑色的、突出在皮肤表面的皮疹,系新生儿皮脂腺功能未完全发育成熟所致,大多自行消退,一般不必处理。

3. 新生儿发抖是怎么回事?

新生儿常在入睡之后局部肌肉抽动,尤其手指或脚趾头会轻轻颤动,或受到轻微的刺激(如强光、声音或震动)时,会表现出双手向上张开,很快又收回,有时还会伴随啼哭的“惊跳”反应。这些现象都是新生儿神经系统尚未发育完善,受到刺激引起兴奋泛化造成的。此时,只要妈妈用手轻轻按住宝宝身体的任何一个部位,就可以使他安静下来。

4. 新生儿挤乳头会引起乳腺感染吗?

新生儿长大后乳头是否内陷与出生后挤乳头无直接关系,而是与其自身发育、将来乳房护理、孕期状况等有关。刚出生的新生儿,皮肤十分娇嫩,身体对外界的各种刺激都十分敏感,抵抗力较弱。如果在这个时候为其挤乳头,极易损伤其乳腺,进而造成细菌感染,导致乳腺炎。

5. 女婴阴道出血是怎么回事?

胎儿在子宫内受母体雌激素影响,出生后雌激素的来源中断,不能维持自身子宫内膜增长而引起脱落,所以女婴出生后有少量阴道出血现象。可以看到有少量的血迹在尿布上,或者看到蛋清样的分泌物中夹带着血丝,一般在 3 天左右自然停止,无须特殊护理,只要注意外阴的清洁即可。切不可将阴唇内分泌物的保护膜破坏,它可以有效避免阴道感染。

6. 胎便是如何形成的? 如何观察新生儿胎便?

胎便是婴儿在母体内就形成的粪便。孕 20 周以上,胎儿肠道中便存在胎便。胎便是新生儿最早的肠道分泌产物,形态为黏稠状。85% ~95% 的胎便由肠壁上皮细胞、胎毛、胎脂、胆汁黏液及胎儿所吞咽羊水中的部分固体成分组成。胎便颜色为墨绿色,越临近预产期,胎便量就越多。

正常新生儿多数于出生后 12 h 内开始排便,胎便总量为 100 ~200 g。如果出生后 24 h 内不见胎便排出,应注意检查有无消化道畸形。如果乳汁供应充分,出生后 2 ~4 天胎便排完即转变为正常新生儿大便,颜色由深绿色转为黄色。胎便中含有较多的胆红素,尽快排出可以减少新生儿肠肝循环对胎便中胆红素的再吸收,减轻肝脏对胆红素的代谢负担,从而减轻新生儿黄疸程度,缩短黄疸持续时间。

7. 不怕晾着怕捂着?宝宝穿衣有什么诀窍?

有一种冷,叫奶奶、姥姥、妈妈觉得"我"冷。刚出生的宝宝末梢循环发育不完善,手脚冰凉是正常现象,并不是病。孩子手脚偏凉对孩子刚好。家长以为孩子很冷,就给裹上厚厚的小被子,这样很容易导致孩子长疹子。宝宝打喷嚏不是因为冷,而是宝宝还没长鼻毛,遇到冷空气时,就会打喷嚏。这是宝宝的一种自我保护,等其适应了就不再打喷嚏。

那么,怎么判断宝宝穿衣是否合适呢?

(1)观察体态　宝宝躯体屈曲不舒展,头缩在衣服或襁褓里,肢体活动减少,表示感到寒冷。

(2)看面颊　面色红润,表示穿着合适。如果穿得少,体温降低,脸色可变白或者青紫。如果面色过红,应稍减衣物,这是要长疹子的预兆,而且这时宝宝的手脚多半温热,若不注意,就会开始长红斑。

(3)摸颈部或背部　摸这两个部位能准确判断宝宝冷热情况。触摸时大人的手的温度不要过冷或过热。如果宝宝的温度与大人的手的温度相近,说明温度适宜。

8. 如何护理新生儿臀部?(视频:新生儿臀部护理)

新生儿臀部护理

新生儿柔软的臀部,更需要妈妈用心呵护。因此,妈妈要做到以下几点。

(1)保持新生儿臀部清洁和干爽。

(2)便后及时更换尿布,用温水洗或用湿纸巾擦新生儿外阴及肛门,然后涂上护臀霜。

(3)经常暴露新生儿臀部,如洗完臀部,暂时不兜尿布,将臀部暴露在空气中。

(4)新生儿臀部出现水疱、糜烂或脓疱时,应及时就医。

9. 如何预防新生儿窒息?(视频:如何预防新生儿窒息?)

窒息是新生儿日常照护中的紧急情况,有时会危及生命。因此,日常照护中要做到:成人不要与新生儿盖一床被子,最好和新生儿分床睡觉,以免发生蒙被或受压窒息;夜间不要让新生儿俯卧睡眠;如果俯卧,一定要有人看护,以免发生俯卧窒息;喂奶后正确直立拍背,以防呛奶窒息;一旦发生呛奶,立即将新生儿的头偏向一侧,预防乳汁吸入气管造成窒息,不必先擦去口鼻周围的呕吐物。

如何预防新生儿窒息?

10. 为何要做新生儿疾病筛查?

为了提高出生人口素质,减少先天残疾的发生,我国将新生儿疾病筛查工作作为促进基本公共卫生服务逐步均等化的重要内容,积极实施干预措施。新生儿出生3天后,采集足跟血筛查新生儿遗传代谢疾病并进行听力筛查。由于一些原因未筛查者,分别要求在20天内和42天内补筛。如果家长接到通知,要求进行复查时,应及时到指定医院检查,以免延误诊治。

11. 新生儿需要办理预防接种本吗?

新生儿出生后,如果没有接种禁忌,医院会在出生后24 h内,分别在右上臂和左上臂接种乙肝疫苗和卡介苗。满月后需要接种第二针乙肝疫苗,所以出院后需要及时到所在社区卫生服务中心办理预防接种本,以免耽误接种。

(张红利　石　岩)

(二)新生儿脐带护理

1. 为何要用脐带夹结扎肚脐?

使用脐带夹结扎脐带,定位清晰,夹剪方便,可以在第一时间切断脐带。

并且能够持续加压，力量均匀，不易松动，能有效阻断脐带流，脐带残端闭合紧密，减少出血。同时还便于观察脐带残端，脐带容易干燥，不易感染，脱落快。

2. 长时间带脐带夹会损伤宝宝的皮肤吗？出院前要不要去掉脐带夹？

脐带夹和宝宝皮肤之间有一定距离，一般不会损伤皮肤。换尿布时适当固定一下脐带夹，保证脐带夹松紧适宜，减少脐带夹与皮肤的摩擦。

出院前无须去掉脐带夹，脐带脱落后脐带夹会自然掉落。若脐带残端血管丰富，过早去掉脐带夹，会增加出血的概率。

3. 如何护理新生儿脐部？（视频：新生儿脐带护理）

新生儿脐带护理

新生儿脐部护理的原则是保持干燥，保持透气，避免摩擦，每天清洁。

（1）脐带（残端）脱落前 保持清洁、干爽；不盖任何物品或包扎；尿布在脐残端下方折叠；洗澡后用消毒棉签将脐窝里的水及分泌物擦干；正确消毒脐部。

处理脐带时，应洗净双手，用消毒棉签蘸取 75% 乙醇先消毒脐带根部的脐窝，再消毒上方及周围，每日消毒 1 ~ 2 次。一般出生后 2 周左右脐带会脱落。

（2）脐带（残端）脱落后 脐窝内可能会有液体渗出，应保持清洁干爽。仍然需要用碘伏消毒，一般再消毒 2 ~ 3 天。如果出现周围红肿、出血、脓液等，要及时就诊。

（张红利）

（三）黄疸新生儿的护理

1. 什么是新生儿黄疸？

新生儿黄疸是指血液中胆红素水平增高而出现的以皮肤、黏膜及巩膜黄染为特征的病症，是新生儿常见的一种特殊现象。新生儿黄疸分为生理性黄疸和病理性黄疸。

2. 新生儿为何会出现黄疸？

新生儿出生后，体内红细胞破坏增加，产生大量间接胆红素进入血液循环。通常，胆红素进入肝脏后会被转化为另外一种物质，这种物质到达肠内，会随着粪便排出体外。但是，新生儿的肝脏还没有发育完善，肝脏内葡萄糖醛酸转移酶活性不足，不能使间接胆红素结合成直接胆红素排出体外，加上新生儿的肠蠕动在最初几天也不是特别有力，导致胆红素排出效率很低，胆红素就仍然留在血液内，导致高胆红素血症，也就是人们通常说的黄疸。

3. 新生儿黄疸有哪些症状？

新生儿黄疸的主要症状是皮肤发黄。开始是头部皮肤发黄，随着体内滞留的胆红素越来越多，全身的皮肤也会变黄。

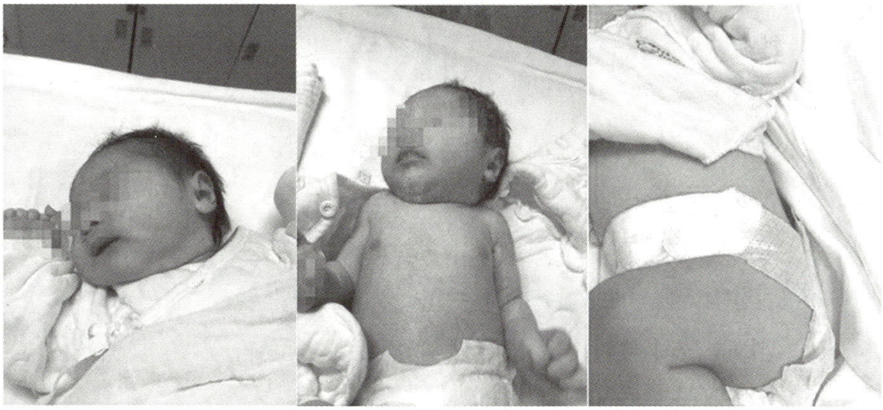

4. 新生儿黄疸有哪些特点？（视频：新生儿黄疸怎样观察？）

新生儿黄疸怎样观察?

新生儿黄疸分为生理性黄疸和病理性黄疸，其主要特点如下。

（1）生理性黄疸 ①一般在出生后 2 ~ 3 天开始出现。②黄疸值逐渐升高，4 ~ 7 天达高峰，以后逐渐减轻。③足月新生儿黄疸一般在 2 周左右消退，早产儿黄疸消退会延长。④皮肤颜色呈淡黄色，黄疸常见于面部和上半身，新生儿一般精神良好，吃奶正常，大小便正常。

（2）病理性黄疸　①黄疸出现时间过早，于出生后 24 h 内出现。②黄疸持续性加重，波及全身，皮肤呈橘黄色。③黄疸消退时间过晚，持续时间长，或已消退又出现，或高峰时间后减退而又进行性加重。④血清胆红素超过 12 mg/d 或上升过快，每日超过 5 mg/dL。⑤除黄疸外，伴有精神疲惫，少哭，少动，少吃或体温不稳定。⑥病理性黄疸严重时可继发胆红素脑病（核黄疸），造成神经系统损害，导致儿童智力低下，甚至死亡。

5. 新生儿黄疸需要治疗吗？

新生儿生理性黄疸一般无须治疗，等待其自然消退。病理性黄疸应根据病情需要进行药物及蓝光照射治疗，严重者需要换血治疗。

6. 新生儿黄疸该如何护理？

新生儿出现黄疸，要注意观察，判断是生理性黄疸还是病理性黄疸，其护理要点如下。

（1）判断黄疸程度，在自然光线下观察新生儿皮肤黄染情况，或使用黄疸测量仪测量黄疸值。

（2）观察大便情况，如果黄疸程度较重，伴有大便颜色异常。

（3）观察新生儿精神状态及睡觉、吃奶情况。

（4）充分哺乳，促进胆红素以尿或粪的形式排出。

（5）适当晒太阳，加速黄疸消退。

（6）遵医嘱按时服药，不要随意停药，以免黄疸反弹。

（7）定期复查，掌握新生儿黄疸发展及消退情况。

7. 新生儿黄疸影响接种疫苗吗？

新生儿黄疸若不消退，对接种疫苗有一定的影响，最好暂缓接种。待头、面部、前胸所测黄疸值小于 7 mg/d 后方可接种。

8. 母乳性黄疸需要治疗吗？

无须特殊治疗。母乳性黄疸皮肤黄染以轻中度常见，新生儿身体状况良好，吃奶、大小便都正常，体重增加满意，肝脾不大，肝功能正常，停母乳后黄疸迅速消退。

（张红利　石　岩　安　乐）

（四）新生儿洗澡

1. 新生儿何时可以洗澡？

自然分娩的宝宝，出生 24 h 后即可洗澡。若头部有血肿，或生产时使用产钳、胎头吸引，72 h 方可洗澡。剖宫产出生的宝宝，48 h 后可以洗澡。脐带脱落后也可以洗澡，但洗完一定要用碘伏棉签消毒，保持脐部清洁、干燥。

2. 新生儿洗澡时应该注意什么？（视频：新生儿洗澡法）

新生儿洗澡看似简单，若方法不当，容易发生感冒。因此，洗澡时应注意以下几点。

新生儿洗澡法

（1）室温以 24～26 ℃为宜，水温以 37～40 ℃为宜。

（2）选用新生儿专用的沐浴液，最好是无泪配方的沐浴液。

（3）应在哺乳后 1～1.5 h 或哺乳前 1～2 h 洗澡，以防新生儿吐奶。每次洗澡时间以 10 min 左右为宜。

（4）洗澡时动作要快，要轻柔，尤其是要洗干净新生儿皮肤褶皱处、腋窝、腘窝和臀部。

（5）洗头时要把头固定住，轻轻用手将耳朵向内盖住，防止进水。

（6）洗完澡后要立即用浴巾擦干全身，尤其是头部、皮肤褶皱处、腋窝、腘窝、臀部，可用小棉签擦拭耳朵。

（7）若脐带未脱落，一定要用碘伏棉签消毒，防止感染。

3. 新生儿什么情况下不能洗澡?

洗澡可以清洁皮肤,让新生儿感觉干爽舒服。但如果新生儿有以下特殊情况,妈妈就要注意,不要给其洗澡了。

(1)接种疫苗当天不能洗澡。

(2)发热或热退 48 h 以内暂时不能洗澡。

(3)频繁呕吐、腹泻时暂时不能洗澡。

(4)宝宝有皮肤损害时暂时不能洗澡。

(5)宝宝刚吃完奶暂时不能洗澡。

(6)平时很享受洗澡的宝宝突然哭闹不肯下水时不能洗澡。

4. 什么是新生儿抚触? 如何进行新生儿抚触? (视频:新生儿抚触)

新生儿抚触

新生儿抚触是当下流行的一种科学育婴新方法,它通过触摸新生儿的皮肤和机体,刺激新生儿感觉器官的发育,增进新生儿的生理成长和神经系统反应,增加新生儿对外在环境的认知。抚触的过程,还能加深亲子之间的感情。

(1)抚触前准备　房间应温暖、宁静,播放一些柔和的音乐,这样有助于母婴彼此放松。准备好毛巾、尿布、换洗的衣物和婴儿润肤油。选择适当的时候抚触,新生儿不宜太饿和太饱。抚触前先温暖双手,在掌心倒一些婴儿润肤油,然后轻轻抚触新生儿。

(2)时间选择　洗澡前后、午睡及晚上睡觉前;两次进食中间,小儿不疲倦、不饥饿、不烦躁;小儿清醒时。一般每次抚触时间在 15 min 左右。

(3)抚触方法

脸部抚触:在手掌中倒适量婴儿润肤油,将手搓热,从婴儿前额中心处开始,然后依次是眉头、下巴。用双手拇指轻轻往外推压。这些动作可以舒缓脸部因吸吮、啼哭及长牙所造成的紧绷。做 6 个节拍。

胸部抚触:双手放在新生儿两侧肋缘,先是右手向上滑向新生儿右肩,复原;换左手,方法同前。这个动作可以顺畅呼吸循环。做 6 个节拍。

腹部抚触:在新生儿腹部以顺时针方向按摩。这个动作可以加强新生儿排泄功能,有助于排气、舒解便秘。按摩动作要在婴儿下腹结束(右下方),这是排泄器官所在部位,目的是把排泄物推向结肠。注意:在脐痂未脱落前不要进行这个按摩动作。做6个节拍。

手臂按摩:双手先捏住新生儿的一只胳膊,从上臂到手腕轻轻挤捏,再按摩小手掌和每个小手指。换手,方法同前。这个动作可以增强新生儿手臂和手的灵活反应,增加运动协调功能。做6个节拍。

腿部抚触:从新生儿的大腿开始轻轻挤捏至膝、小腿,然后按摩脚踝、小脚及脚趾。这个动作能增强腿和脚的灵活反应,增加运动协调功能。做6个节拍。

背部抚触:将新生儿趴在床上(注意宝宝脸部,使其呼吸顺畅),双手轮流从新生儿头部开始沿颈顺着脊柱向下按摩,再用双手指尖轻轻从脊柱向两侧按摩。动作结束后,还可将手轻轻抵住宝宝的小脚,使宝宝顺势向前爬行(注意:新生儿做1~2个爬行动作即可)。这个动作可以舒缓背部肌肉。做6个节拍。

(4)抚触注意事项　新生儿饥饿时或进食1 h内,不宜进行抚触。应先洗净抚触者的双手,涂抹婴儿润肤油,揉搓双手至温暖后再行抚触。抚触过程中新生儿出现哭闹、呕吐、肌张力增高、活动兴奋性增强等任一情况,应立即停止抚触,待新生儿安静后再进行抚触。

(张红利　安　乐)

(五)母乳喂养常识(视频:母乳喂养常识)

母乳喂养常识

1. 母乳喂养有哪些益处?

母乳是宝宝最自然、最安全、最理想的天然食品,母乳喂养是宝宝最合理的喂养方式。母乳喂养有以下几方面的益处。

(1)对婴儿的益处　母乳含有宝宝所需要的全部营养,易消化、易吸收,有助于宝宝的发育；保护宝宝免于感染，预防腹泻和呼吸道感染；减少过敏性皮炎的发生；减少儿童期肥胖的发生；有利于妈妈与宝宝之间的感情交流及宝宝的情感发育。

(2)对妈妈的益处　母乳喂养有助于建立亲子关系；有助于推迟再次妊娠；帮助子宫收缩，减少阴道出血，预防产后出血；减少发生乳腺癌和卵巢癌的危险，保护妈妈健康；消耗妈妈多余脂肪，促进体形恢复，使乳房丰满。

(3)对家庭的益处　母乳喂养经济、方便，减少宝宝感染的机会，减少家庭经济负担。

(4)对社会的益处　母乳喂养的宝宝身体素质好，不易患病，有利于提高全民身体素质；妈妈与宝宝依恋更多，宝宝智力、社交能力发育好，有助于家庭和睦、社会安定。

2. 产后几天开始分泌乳汁?

母乳的分泌从孕中期就开始了，产后30～40 h开始逐渐增加。产后2～3天才会感觉到明显的乳房充盈(也就是人们常所说的下奶)。所以，产后即使没有看到大量的乳汁分泌或者没有感觉到明显的乳房充盈，也应该尽早开始让宝宝吸吮，而且要注意保持吸吮的有效性及足够的次数。

3. 乳汁是如何产生的? 乳汁的分泌受什么影响?

乳汁的产生包括泌乳和排乳两个过程，二者受神经内分泌调节。婴儿吸吮刺激乳头，神经冲动传递到腺垂体产生催乳素。催乳素通过血液循环被运送到乳腺，刺激乳腺分泌乳汁。乳汁由腺泡细胞分泌并排入腺泡腔，再通过乳管从乳头排出。

乳汁的分泌受催乳素的调节。催乳素是垂体产生的一种多肽激素，清晨3～4点血清催乳素分泌量比中午增加约1倍。催乳素的血液浓度随婴儿吸吮频率和强度的增加而升高，从而使泌乳增多。因此，婴儿频繁有效的吸吮，特别是夜间吸吮，有利于乳汁的分泌。此外，乳汁的多少与妈妈的精神状态、心理因素、饮食等有密切关系。

4. 乳汁是如何分类的？不同时期的乳汁营养成分都一样吗？

一般来说，医生按照产后乳汁分泌的时间和乳汁的特点把乳汁分为3类。

（1）产后7天内所分泌的乳汁称为初乳，呈淡黄色，质稠，蛋白质和矿物质含量高，有助于胎便排出。初乳含有丰富的抗体，为宝宝的自身抵抗力打下基础。

（2）产后7～14天所分泌的乳汁称为过渡乳。此期乳汁中蛋白质较初乳少，脂肪和乳糖较初乳多。

（3）产后14天以后所分泌的乳汁称为成熟乳，呈白色，脂肪含量高，有利于婴儿脑部发育。

乳汁按照出奶顺序又分为前奶和后奶。前奶外观较稀，含较多的蛋白质及水分，是给宝宝解渴的。后奶白而浓稠，含较多的脂肪和糖，是给宝宝饱肚的。

5. 什么是母乳喂养的3个关键时期？

母乳喂养是一种天然的喂养方式，不仅对宝宝的成长有利，对妈妈也是大有裨益。母乳喂养有3个关键时期。

（1）出生后60 min内开始母乳喂养　新生儿出生后60 min内尽早吸吮妈妈乳房，频繁的吸吮可以促进妈妈乳汁早分泌，使新生儿早吃初乳，同时吸吮的过程可以帮助新生儿胃肠道正常菌群的建立。

（2）出生至6个月纯母乳喂养　母乳是0～6个月婴儿的最佳食品和饮料，在此期间婴儿可以从母乳中获取所需的全部水分。因此6个月前，即使天热也无须补充其他水分。如给婴儿哺喂其他水或饮料，就会减少其母乳的摄入量。

(3)6个月之后适当添加辅食　添加辅食的同时，继续母乳喂养至24个月及以上。婴儿6个月后及时添加泥糊状辅食，首先是强化铁的谷类食物，由一种到多种，由细到粗，少糖无盐，同时继续母乳喂养至24个月及以上。

6. 如何保证妈妈有足够的母乳?

纯母乳喂养是妈妈的心愿,那么,如何保证妈妈有足够的母乳呢? 如果能做到以下几点,纯母乳喂养也不是一件很难的事情。

(1)妈妈要树立母乳喂养的信心,相信每个妈妈都会有足够的乳汁喂养自己的宝宝。

(2)24 h 母婴同室,早接触、早吸吮、早开奶。

(3)按需哺乳,喂奶的时间和次数不受限制。只要宝宝饿了,妈妈觉得乳胀就应喂哺,特别是坚持夜间哺乳。

(4)掌握正确的哺乳技巧,使宝宝频繁有效地吸吮。

(5)保证妈妈有足够的睡眠和愉快的心情。

(6)妈妈应增加营养,多食汤类。

(7)开奶前不给宝宝喂任何食物或饮料,不给宝宝使用奶瓶、奶嘴,以免引起乳头错觉。

7. 什么是按需哺乳?

按需哺乳有两层意思:一是妈妈乳胀了就需要喂宝宝;二是宝宝饿了需要找妈妈吸吮乳汁。只有按需哺乳才能做到频繁哺乳,预防妈妈乳胀和促进更多的乳汁分泌。按需哺乳能保证宝宝生长发育的营养需要,频繁有效的吸吮能刺激泌乳素和催产素的分泌,加速产后子宫的复旧,并能预防乳腺炎的发生。

8. 什么是正确的哺乳、含接姿势?

正确的哺乳姿势包含 4 个要点:宝宝的头与身体呈一直线;身体贴近母亲;脸贴近乳房;鼻子贴近乳头。即母婴三贴一对:胸贴胸,腹贴腹,下颌贴乳房,鼻尖对乳头。妈妈不仅要拖住宝宝头部和肩部,还要拖住臀部。

正确的含接姿势包含两个要点:哺乳时妈妈先用乳头触及宝宝口唇周围皮肤,使宝宝建立觅食反射。当宝宝的嘴张到足够大时,将乳头和大部分乳晕含在宝宝嘴中。“C”字形拖起乳房(食指支撑着乳房基底部,手靠在乳房下的胸壁上,大拇指放在乳房的上方;食指和拇指可以轻压乳房,改善乳房形态,宝宝容易含接;托乳房的手不要太靠近乳头)。

注意:如果妈妈的乳房大而且下垂,用手托住乳房可以帮助乳汁流出。如果母亲的乳房小而且高,在喂奶时无须总托住乳房。

9.如何判断婴儿吃饱了?

婴儿吃到了足够的乳汁,可表现为以下几个方面。

(1)婴儿慢而深地吸吮,可看见或者听到吞咽的动作或者声音。

(2)婴儿自己放开乳房,表情满足且有睡意。

(3)喂哺前乳房饱满,喂哺后乳房变软。

(4)婴儿每天排尿6次以上,尿色淡。每天排便数次,3~4天后大便颜色从墨绿色逐渐变为棕色或者黄色。

(5)新生儿生后7~10天内体重应恢复至出生体重,此后体重持续增加,满月增长600 g及以上。

10.怎样为宝宝拍嗝?

为了防止宝宝吸进空气而吐奶,所以喂完奶后要轻轻地拍一拍。

(1)趴在大腿上拍嗝　把宝宝的脸朝下放在妈妈大腿上,用一只手抓牢宝宝,另一只手轻拍或抚摸宝宝的上背部。

(2)在肩头拍嗝　把宝宝放在肩头,用同一侧的胳膊托住宝宝的屁股,

这时候宝宝的身体是竖直并伸展开的,用另一只手轻拍或抚摸宝宝的背部。这是给宝宝拍嗝最容易的姿势。

(3)坐直拍嗝　让宝宝坐在妈妈大腿上,身体前倾,用一只手托住宝宝的头,另一只手轻拍宝宝的上背部。

11.妈妈为何会乳胀?

乳胀主要是由乳房内乳汁及结缔组织中增加的血量及水分所引起的。孕妇从孕末期就开始有初乳,当胎盘娩出后,泌乳素增加,刺激乳腺产生乳汁,乳腺管及周围组织膨胀,产后第3~4天达到最高点。如果妈妈在宝宝出

生后未能及早哺乳或哺乳间隔时间太长或乳汁分泌过多，孩子吃不完，均可使乳汁无法被完全移出，乳腺管内乳汁淤积，乳房肿胀且疼痛。此时乳房变硬，乳头不易含接，妈妈怕疼减少喂奶次数，加重乳胀。

12. 妈妈乳胀了怎么办？（视频：积乳的处理办法）

积乳的处理办法

一般情况下，及时多次吸吮1～2天后，乳腺管即可通畅。但是乳房过度肿胀，妈妈往往疼痛难熬，可以采用以下办法缓解不适。

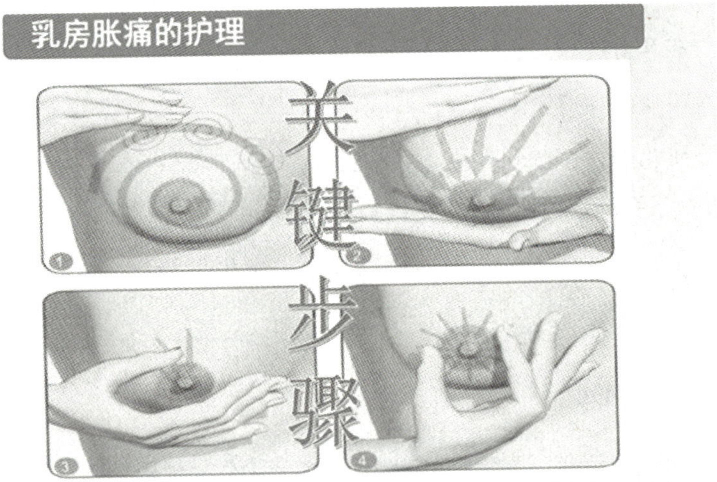

通过专业人员科学的手法按摩，改善乳房血液循环，疏通乳腺管。

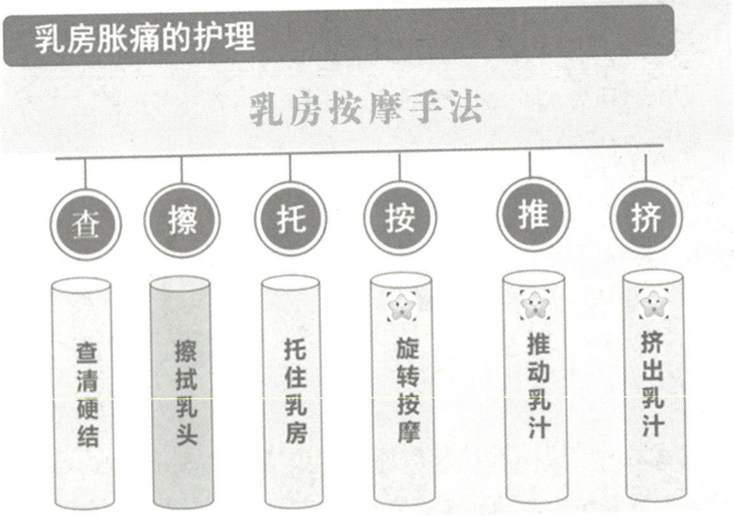

（1）热敷　热敷可使阻塞在乳腺中的乳块变得通畅，乳房循环状况得以改善。注意避开乳晕及乳头部位，热敷温度不宜过热，以免烫伤。

（2）乳房按摩　热敷后即可进行按摩。一般以双手托住单边乳房，均匀用力，轻轻地从乳房根部向乳头的方向按摩挤压（沿乳腺管走向）。有硬块的地方要多揉，一直到揉散。

（3）用吸奶器吸奶　乳腺管疏通后借助吸奶器辅助挤奶，效果不错。

（4）热水澡　乳房又胀又痛时，不妨冲个热水澡，边洗澡边按摩乳房，会感觉舒服些。

（5）饮食调节　清淡饮食，忌油腻，不要饮用过多的催奶汤水。

（6）穿合适的胸罩　柔软、宽大的棉布胸罩可以支托肿胀、下垂的乳房，改善乳房的血液循环，促进淋巴回流，还有助于保持乳腺管通畅，从而减少乳汁淤积，减轻胀痛感。

13. 妈妈上班后如何坚持母乳喂养？

妈妈上班后应坚持每 3 h 挤一次奶，每次挤奶持续 20 ~ 30 min，每天不少于 8 次，注意夜间挤奶，以保持泌乳。可以将挤出的母乳盛放到适当的容器内保存，然后带回加喂宝宝。

14. 母乳太多，母婴分离，如何挤奶？

挤奶可以缓解乳腺管堵塞或乳汁淤积，促进泌乳，也可以用于母婴分离、早产、低出生体重儿无吸吮能力时保持泌乳。具体方法如下。

（1）妈妈选择一个舒适的姿势坐好。

（2）挤奶前用毛巾热敷乳房，用手按摩和轻拍乳房，也可以请家人帮助进行背部按摩，建立射乳反应。

（3）将容器靠近乳房。

（4）将拇指及食指放在距乳头根部 2 cm 处，二指相对，其余手指托住乳房。拇指及食指向胸壁方向轻轻下压，不可压得太深。压力应作用在拇指及食指乳晕下方的乳房组织上。

（5）反复一压一放，依各个方向将乳房内每一个乳腺管的乳汁都挤出来。压乳晕的手指不应有滑动或摩擦式动作，不要挤压乳头。

15. 母乳如何储存和温热？

新鲜母乳：室温 25～37 ℃，母乳可保存 4 h；15～25 ℃，母乳可保存 8 h。

冷藏母乳：冰箱冷藏室 2～4 ℃的条件下，母乳可保存 24 h。要将母乳用母乳保鲜袋储藏起来，放在冷藏室最冷处。

冷冻母乳：放在冷冻室内，母乳可保存 3 个月，期间喂哺自己的婴儿是安全的，无须进行消毒。

喂奶前从冰箱冷冻室取出母乳，置于冰箱冷藏室待其解冻，使用前隔水加温至 38～39 ℃（也可使用温奶器快速温热，不会破坏母乳喂养成分），不要使用微波炉或煮沸加热。每次按照喂养量取出母乳，不要反复加热，如加热后没有吃完则丢弃。

16. 为何会发生乳头皲裂？

乳头皲裂的常见原因是婴儿含接姿势不良。假如婴儿含接姿势不好，吮吸时就会来回牵拉乳头，用舌摩擦乳房的皮肤，这样妈妈感觉很痛。起初没有裂口，乳头看上去正常；或当婴儿松开乳房时，可看见乳头顶部有压痕或乳头变形。假如婴儿继续这样吸吮，就会破坏乳头皮肤，出现皲裂。通常只要含接良好，疼痛便会减轻，婴儿可以继续吸吮，喂完奶后挤一小滴奶涂在乳头上，保护乳头，不必为使乳头愈合而让乳房休息。

17. 乳头扁平、凹陷，我还能母乳喂养吗？

孕期乳头扁平、凹陷不必纠正，也不影响母乳喂养。母乳喂养时，先牵拉乳头产生泌乳反射，待婴儿口张很大时迅速含接整个乳头、乳晕；婴儿吸奶时，必须将乳头和乳晕含住；尽量不要让乳房太胀，因太胀以后乳晕更不易含接。不使用奶头、奶嘴，避免乳头错觉。

18. 感冒期间还能喂奶吗？

妈妈感冒后，除非持续高热（体温在 39 ℃以上）时必须暂停喂奶外，多数情况下仍可以继续喂奶。妈妈每次喂奶时戴上口罩，不要对着婴儿呼吸。感冒者的乳汁中也会有一定量的抗体，可以增加婴儿的抵抗力。服用感冒药时，要注意药品说明书或遵医嘱。

19. 宝宝腹泻、便秘，还能喂母乳吗？

照顾宝宝是一件十分辛苦的活，除了要保证宝宝日常生活饮食之外，更要细心观察宝宝身体和行为的变化。母乳喂养的宝宝会出现腹泻或便秘，那么妈妈在婴儿腹泻期间应忌凉性或油腻食物，饮食要清淡，切勿轻易断母乳。妈妈在婴儿便秘期间饮食也要以清淡、易消化为主，保持大便通畅。可以给便秘的婴儿按摩：让婴儿仰卧，按摩者用右手掌根部紧贴婴儿腹壁，以顺时针方向轻柔腹部，每次 2 ~ 3 min，每日 2 ~ 3 次。腹部按摩能促进婴儿胃肠道的血液循环，增加肠蠕动，不但会使大便通畅，也可增进食欲。

（张红利　石　岩　杜　丽）

第二篇　妇科常见疾病护理

一、妇科内分泌疾病

（一）月经

某医院妇科诊室外，一位妈妈带着15岁的女儿来看病。妈妈一脸愁容，对医生说："来月经对于女孩子来说本来是一件很正常的事，为什么我的女儿有时候是28天来一次月经，有时候却是30多天或者更久才来一次月经？脸色不好看，有时候还特别容易感冒。也不知道平时该注意什么。"

1. 什么是月经？

月经是生理上的循环周期，发生在有生育能力还未绝经的女性，1个月左右子宫内膜发生一次自主增厚、血管增生、腺体生长分泌及子宫内膜崩溃脱落伴随出血的周期性变化。这种伴随卵巢周期性变化而出现的子宫内膜周期性脱落及出血称为月经，俗称"大姨妈"。

2. 月经初潮是什么时候？

人生第一次来月经，在医学上专业术语称为月经初潮。大多数女孩月经初潮的年龄在13～14岁，月经初潮早晚受遗传、营养、体重因素影响。近年来，月经初潮年龄有提前的趋势。月经初潮常常是不排卵月经，初潮后数月至1年才有排卵，而且初潮后一段时间常伴有月经不规律，以后会慢慢规律起来。

3. 月经来潮与生育有何关系？

月经来潮是女性性器官发育成熟的一个标志，规律月经的出现是女性具备生育能力的标志。在现实生活中，部分十多岁的女孩虽然已有月经，但身体尤其是子宫并没有完全发育成熟，不能承载妊娠的重任，心理上也不成熟，不能承担做母亲的责任，所以不提倡早婚早育。

4. 初潮的女孩应了解哪些性安全知识？

初潮的女孩到了青春期，春心萌动，有些人会无法控制自己而发生性关系，如果是没有保护的性行为，可能会导致意外妊娠、传染性病，因此应做好避孕和疾病的预防。建议未成年人如果发生性行为，可使用安全套，因为安全套有避孕和防止性病的双重作用，但是要注意在性器官接触之前就要采取保护措施。

5. 为何月经周期时长时短？

月经周期或出血量异常，在医学上称为月经不调或月经失调，有时还会伴有经前、经期腹痛。月经不调多与器质性疾病、功能性失常、情绪异常、寒冷刺激、节食、吸烟、饮酒等有关，所以日常生活中要注意调节情绪，经期注意保暖，减少疲劳，加强营养，增强体质，戒烟酒等，以利于形成规律的月经周期。如果月经失调持续存在或伴随明显身体不适，应及时到医院妇科进行相关检查，排除器质性疾病。

6. 月经期为何会脸色不正？应该如何应对呢？

月经期是女性特殊的生理时期，月经期间体内激素水平波动大，导致皮肤发生相应改变，如出现皮疹、毛囊感染。如果睡眠不足、过度疲劳，还可在眼睛周围出现短暂的色素沉着，引起脸色不正。

应对办法：①保持稳定的情绪和良好的心境是保养皮肤最有效的方法；②注意休息，避免劳累，保障充足的睡眠；③每日早、晚使用眼霜在眼部周围做眼部按摩；④如果阳光过强，做好防晒工作；⑤合理饮食，摄入营养丰富、均衡的饮食，多饮水，以补充体内的营养和血容量。

7. 何时绝经？

绝经是指卵巢功能衰竭，月经停止的现象，绝大多数女性绝经年龄为

45 ~ 55 岁。绝经可分为自然绝经和人工绝经两种。自然绝经是指卵巢内卵泡生理性耗竭所致绝经；人工绝经是指手术切除卵巢或其他方法停止卵巢功能。女性绝经前后会出现性激素波动或减少所致的一系列以自主神经功能紊乱为主，伴有神经心理症状的一组症候群，称为绝经综合征。

8. 月经期如何“款待”自己？（视频：月经期保健原则）

月经期保健原则

月经期是女性身体最脆弱的时候，此时身体的抵抗力较差，应注意自身保健，以防引起妇科疾病。因此，女性的月经期保健至关重要。

（1）劳逸结合　女性月经期可以照常工作、学习，从事一般的体力劳动，这样可以促进盆腔的血液循环，从而减轻腰背酸痛及下腹不适，但应避免重体力劳动与剧烈运动，因为过度劳累可使盆腔过度充血，引起月经过多、经期延长、腰酸腹痛等；保证充足的睡眠，以保持充沛的精力。

（2）清洁卫生　月经期要保持外阴清洁，每晚用温开水清洗外阴，以减轻血渍对皮肤的刺激，不宜洗盆浴或坐浴，宜用淋浴；卫生巾、纸巾要柔软清洁，内裤要勤换勤洗，洗后用开水烫一下，并在太阳下晒干后备用；大便后要从前向后擦拭，以免脏物污染阴道，引起阴道炎或子宫发炎。

（3）避免房事　月经期，子宫内膜剥脱出血，宫腔存在新鲜创面，宫口亦微微张开，阴道酸度降低，防御病原体的能力减弱，如果此时行房，有可能将细菌带入阴道，容易导致生殖器官发炎。因此，女性在月经期应禁止房事，防止感染。

（4）勿乱用药　女性经期稍有不适，一般经期后即可消除，无须用药，以防干扰其正常菌群。若腹痛难忍或流血过多且久不止，需要及时就诊，不要自己乱用药。

（5）调节情绪　情绪异常是重要的致病因素之一，精神、情绪对月经的影响尤为明显，故女性在月经期尽量要保持情绪稳定、心情舒畅，避免不良刺激，以防月经不调。

（6）饮食有节　月经期因经血的耗散，更需要充足的营养，饮食宜清淡温和、易于消化，不可过食生冷食物，因为寒冷可使血凝，容易引起痛经、月经过多、月经突然中断等。不可过食辛辣伤津食物，以减少子宫出血。要多喝开水，多吃水果、蔬菜，保持大便通畅。

（7）寒暖适宜　注意气候变化，特别要防止高温日晒、风寒雨淋，不要涉水、游泳，亦不要用冷水洗头、洗脚，避免久坐冷地等。

（8）做好记录　要记录月经来潮的日期，推算下次月经来潮的时间，便于早期发现月经不调及妊娠。

（张　佚　常俊丽　郭　芬）

（二）痛经

某医院妇科诊室内，一位年轻女性面色苍白、头冒冷汗，手捂着下腹部痛苦地对医生说："大夫，我今天是月经第一天，平时来月经也会腹痛，但今天特别痛，就在刚才痛得我差点晕倒。请问这是什么原因啊？我平时怎么预防呢？对机体有没有危害？日常生活中我该怎么自我护理？"

1. 什么是痛经？

痛经是指女性行经前后或行经期间，出现下腹部疼痛、坠胀，乏力，恶心、呕吐，腹泻，伴腰酸、腰痛等全身不适的症状，症状严重者可影响日常生活。痛经是女性特有的一种病理现象，是最常见的妇科症状之一。痛经分为原发性痛经和继发性痛经，月经初潮不久即出现经期腹痛称为原发性痛经，月经前后虽有痛经症状出现，但生殖器官无明显器质性病变，常见于青春期女性，大约50%的青春期女性月经前后伴有此症。由盆腔器质性疾病或宫颈狭窄引起的痛经称为继发性痛经，多发生于月经来潮3年之后，并且大部分在20~28岁开始出现。

2. 为何会发生痛经？

原发性痛经的发生主要与月经来潮时子宫内膜前列腺素含量增高有关，无明显的器质性疾病，这种激素水平增高可使子宫肌肉活动增强而导致子宫张力增加和过度痉挛收缩。继发性痛经是由生殖器官器质性病变引起的，最常见的原因有子宫内膜异位症、子宫肌瘤、子宫颈或阴道的某部分梗阻，妨碍经血排出所造成的。

3. 痛经对身心健康有哪些危害？

痛经对于女性来说，是难以言说的痛苦，特别是每个月都会准时来报到。长期痛经会影响女性的日常生活，甚至会使女性产生恐惧心理。因此，女性朋友要重视痛经。

（1）痛经会影响心理健康　长期痛经会使女性出现心情烦躁、易怒、抑郁等，甚至会产生情感异常。

（2）痛经会导致气血失调　痛经的女性总是呈现面色灰暗、皮肤干燥，容易形成色斑、痤疮等问题。

（3）痛经与妇科疾病有密切关系　在一定程度上，痛经与很多妇科疾病有密切关系，如盆腔炎、子宫内膜异位症、子宫肌瘤等妇科疾病，都会导致女性长期出现痛经。这些妇科疾病对女性的身体危害很大，所以，女性朋友要重视并正确对待痛经，一旦出现痛经，要及时查明原因，接受正规治疗，以免延误病情。

（4）痛经会影响生活质量　痛经会导致女性身体不适，下腹疼痛难忍，给工作、学习及生活造成诸多不便。

（5）痛经会导致其他症状　如痛经会导致女性小腹疼痛难忍、坐卧不安、腰部酸痛、头晕眼花、面色苍白甚至晕厥。

（6）痛经会影响夫妻性生活　痛经严重时会影响夫妻性生活。据临床统计，60%以上的痛经女性极易出现性欲低下、性生活质量差、性生活后盆腔酸胀等不适症状，直接影响夫妻感情。

（7）痛经会影响生育　女性长期痛经，还会影响正常的生育。据了解，痛经与不孕有着密切的关系。不孕患者中，约半数以上的女性有痛经现象，因此要警惕痛经带来的不孕。

4. 痛经有哪些表现？如何预防痛经？

痛经主要表现为在月经来潮的时候出现下腹部的疼痛，而且第一天疼痛最为严重的，一般持续2～3天会缓解。疼痛的程度因人而异，由于个体差异的存在，所以痛经的表现也不一样。重度的可以出现痉挛性疼痛，并且疼痛的部位多在耻骨联合以上，往往会放射到腰骶部或大腿内侧。有人会伴有恶心、呕吐，还会出现腹泻、头晕、乏力等临床表现。严重者可能会表现为面色发白、出冷汗，所以痛经的预防很重要。

如何预防痛经呢？

（1）防寒保暖　这是预防痛经最有效的方法，尤其在经期前后和行经期间。经期不要冒雨涉水、洗冷水浴、游泳等，在空调房内或外出时应适当添衣。

（2）规律作息、忌劳累　女性在经期若是过度劳累、频繁熬夜及精神紧张，容易诱发或加重痛经。因此，平时要养成良好的作息习惯，保证充足的睡眠，避免过重的体力劳动。同时，控制情绪稳定、保持精神愉快，避免焦虑、忧郁等负面情绪。

（3）保持外阴卫生　经期保持外阴清洁卫生也是预防痛经重要的环节，要注意外阴的清洁。经期不宜进行性生活。洗澡时不宜选用盆浴，防止感染而诱发痛经。

（4）适当运动　经期可以选择较为缓和的运动，如散步、伸展运动等。经期过后可以选择跑步、瑜伽等有氧运动进行适当锻炼，增强体质，从而减少痛经发作。

5. 痛经期如何自我护理？（视频：痛经的预防和护理）

痛经对于女性来说可以称得上是折磨，当痛经症状严重时，合理的护理可以减轻和缓解其带来的痛苦，所以痛经时的自我护理尤为重要。

痛经的预防和护理

（1）经期注意保暖，如热水泡脚、热水袋敷腹部、喝热水等，避免受寒及经期感冒。

（2）经期禁止游泳、盆浴、冷水浴。

（3）注意经期卫生，经期禁房事。

（4）保持精神舒畅，消除恐惧心理。

（5）如果出现剧烈性痛经，可以在医生指导下适当服用镇痛药。

(6)做瑜伽、弯腰等动作,不仅能松弛肌肉及神经,而且能增强体质,有助于改善痛经。

(7)积极正确地检查和治疗妇科病。经期应尽量避免做不必要的妇科检查,防止细菌上行感染。患有妇科疾病时,要积极治疗,以去除引起痛经的隐患。

(张 侠 郭 芬)

(三)异常子宫出血

某省级医院妇科诊室内,一位面色苍白的中年女性疑惑地问医生:“医生,我的例假为什么来了2周多一直也不停?前几次也没有在意,这次月经量还比较大,来的时间又长,近来总感觉没有力气,有一次差点晕倒。请问这是怎么回事?月经为什么会不停呢?长期出血有什么影响吗?怎么才能止血?饮食上我吃些什么比较好呢?”

1. 什么是异常子宫出血?

异常子宫出血是指与正常月经的周期频率、规律性、经期长度、经期出血量中的任何一项不符,源自子宫腔的异常出血。异常子宫出血分为无排卵性异常子宫出血和排卵性异常子宫出血。无排卵性异常子宫出血是由各种原因引起的无排卵,均可导致子宫内膜受单一雌激素刺激、无孕酮对抗而发生雌激素突破性出血。排卵性异常子宫出血较无排卵性异常子宫出血少见,有周期性排卵。

2. 哪些原因可以导致异常子宫出血?

女性异常子宫出血的原因很多,首先,女性子宫的一些器质性病变,如子宫内膜息肉、子宫腺肌病、子宫平滑肌瘤、子宫内膜恶变和不典型增生、子宫内膜癌都可以导致女性出现异常子宫出血。其次,有的女性子宫没有任何病变,但性腺轴功能发生了异常,如体内雌激素水平偏高,诱发子宫内膜异常增厚，也可以导致异常子宫出血。再次，还有排卵障碍、医源性原因等。导致异常子宫出血的原因可以是单一因素，也可以是多因素并存，有时还可能是原发病导致异常子宫出血。

3. 哪些时期女性好发异常子宫出血?

无排卵性异常子宫出血多见于青春期和绝经过渡期女性，生育期也可以发生。排卵性异常子宫出血多见于育龄期女性，患者常有不孕或早期流产史。

4. 无排卵性和排卵性异常子宫出血有什么区别?

无排卵性异常子宫出血较多见，多见于青春期和绝经过渡期女性，月经周期紊乱，经期长短不一，表现为子宫不规则出血，可少至点滴淋漓，多至大量出血。排卵性异常子宫出血比较少见，多见于育龄期女性，月经周期规律，经期正常，月经量>80 mL。

5. 异常子宫出血有哪些危害?

异常子宫出血如果出血量多，不能自止，或者出血时间长，容易继发贫血，更易于疲劳。反复异常子宫出血，机体抵抗力下降，存在感染的风险。机体大量出血或长时间出血不止时，可导致急性贫血，甚至出现休克。

6. 长期出血是否影响性生活及妊娠?

经期时间延长，可以导致性生活次数减少，影响受孕机会。若发生无排卵性异常子宫出血，因无排卵，可影响受孕；若为排卵性异常子宫出血，即使有排卵，但黄体功能异常，也会影响受孕。

7. 无排卵性异常子宫出血如何止血?（视频：无排卵性异常子宫出血如何止血?）

无排卵性异常子宫出血如何止血?

无排卵性异常子宫出血的治疗原则是出血期止血并纠正贫血，止血后调整月经周期并防治感染，止血的同时积极治疗原发病。

(1)有效止血

1)性激素:无排卵性异常子宫出血的治疗首选性激素。

2)刮宫术:刮宫术可以迅速止血,同时也具有诊断价值,可以了解子宫内膜病理变化,排除恶性病变。对于绝经过渡期及病程长的育龄期女性,应首先考虑刮宫术。对于未婚、无性生活史的青少年,不轻易选择刮宫术,刮宫术仅适用于大量出血且药物治疗无效而需要立即止血,或需要行子宫内膜组织病理学检查者。

3)辅助治疗:①一般止血药。如氨甲环酸、酚磺乙胺或维生素 K 等。②矫正凝血功能。出血严重时可补充凝血因子。③矫正贫血。对中、重度贫血患者,在上述治疗的同时,可以给予铁剂和叶酸治疗,必要时输血。④抗感染治疗。对出血时间长、贫血严重、抵抗力差或有感染征象者,应及时给予抗生素。

(2)调整月经周期　采用上述方法止血后,病因并未去除,停药后多数患者病情可复发,需要采取措施调整月经周期,防止异常子宫出血再次发生。

(3)手术治疗　适用于药物治疗无效或无生育要求且药物治疗不佳的患者,尤其是不易随访的、年龄较大者应考虑手术治疗。若子宫内膜病理检查结果为癌前病变或癌变,按相关疾病处理。

8. 异常子宫出血有哪些相关检查?

女性出现异常子宫出血时,需要及时到医院进行相关检查。检查项目一般有妇科检查、诊断性刮宫、宫腔镜检查、基础体温测定、激素测定、阴道脱落细胞学检查等。

9. 异常子宫出血期间如何预防感染?

严密观察与感染相关的征象,如体温、脉搏、子宫体压痛等,定期监测白细胞计数和分类;在平时生活中保持会阴部局部清洁;出血时间长、出血量大、贫血严重、抵抗力差或者有感染征象者,应及时就医,并在医生指导下应用抗生素。

10. 服用性激素药物止血期间需要注意什么？

异常子宫出血患者服用性激素药物止血期间，要按时、按量正确服用药物，以保持药物在血中的稳定程度；不得随意停服和漏服药物，避免性激素使用不当而引起子宫出血；药物减量必须按规定在止血后才能开始；治疗期间如果出现不规则阴道出血，应及时就诊。

11. 异常子宫出血期间应如何补充营养？（视频：异常子宫出血的饮食指导）

因异常子宫出血期间患者体质往往较差，抵抗力较弱，饮食上应加强营养，改善全身情况。依据个人的饮食习惯，制订合适的饮食计划，保证获得足够的营养。可补充铁剂、维生素和蛋白质，多食用富含蛋白质、铁剂、维生素的食物，可食用含铁较多的食物，如动物肝、胡萝卜、瘦肉、鸡蛋、豆类、绿叶蔬菜、红枣、新鲜水果等。

异常子宫出血的饮食指导

12. 异常子宫出血者平时生活应如何护理？（视频：异常子宫出血日常护理）

发生异常子宫出血时要避免过度劳累和剧烈运动，起床或站立时动作要缓慢，以防出现直立性低血压而晕厥；预防感染，做好会阴部护理，保持外阴清洁，出血期间禁止性生活；加强心理护理，保持良好的心态，可以通过看电视、听广播、看书等方式分散自己的注意力，缓解自我焦虑的情绪；住院治疗的患者出院后遵医嘱按时、按量服用药物，如果出现不规则阴道出血，应及时去医院治疗。

异常子宫出血日常护理

（张 侠 陈媛媛）

（四）多囊卵巢综合征

一女性患者，体态较胖，胳膊和腿上长满体毛，月经不规律，有时几个月也不来一次月经，月经量还少，结婚6年没有孩子，好不容易怀孕了，却不明原因流产了。到医院一检查，医生确诊为多囊卵巢综合征。她一脸迷惑，急忙问医生："多囊卵巢综合征是个啥？多囊卵巢综合征有何表现？好好的卵巢怎么就成了多囊呢？啥原因会引起多囊卵巢综合征？得了多囊卵巢综合征怎么办？怎么预防呢？平时生活中我该怎么办呢？我是不是一辈子都不能生孩子了？"

1. 什么是多囊卵巢综合征?

多囊卵巢综合征是以雄激素水平过高、持续无排卵、卵巢多囊为特征的一种最常见的妇科内分泌疾病。本病多发生在15～49岁的育龄期女性，发病率为5%～10%，其中以20～35岁的女性最为常见。

2. 多囊卵巢综合征有哪些症状?

多囊卵巢综合征多起病于青春期，大部分患者都会出现以下症状。①月经不调，一般表现为少经、稀发，甚至闭经。②常见的外在表现是肥胖、多毛、长痘、黑棘皮。③不孕，容易流产。

3. 卵巢的多囊是怎么形成的?

卵巢之所以会出现多囊，是因为形成月经周期的下丘脑-垂体-卵巢轴出现了问题，卵巢在培养、选择优质卵泡排出卵子的过程中，选择机制两次被破坏，出现选择错误，第一次是卵泡选多了，第二次是选不出来了，结果卵巢没有排卵，没有退化，一堆成熟的卵泡挤在卵巢里继续生长，就形成了卵巢的多囊。

4. 引起多囊卵巢综合征的原因有哪些?

多囊卵巢综合征归根结底都是身体内雄激素过高引起的，常见的原因如下。

(1)遗传因素　多囊卵巢综合征有很高的家族聚集性。

(2)精神因素　长期处在紧张、焦虑、抑郁、恐惧不安等不良心理状态，很容易出现内分泌紊乱。

(3)不良的生活习惯　经常性睡眠不足、过度疲劳,容易出现内分泌紊乱。

(4)肥胖　肥胖会搅乱体内各种激素活动,很容易出现内分泌紊乱。

(5)不良饮食习惯　胆固醇水平过高可以导致雄激素水平偏高。

(6)环境因素　一次性水杯、厨房油烟及新装修的房子,都带有干扰内分泌的物质。

5. 怎么预防多囊卵巢综合征?

预防多囊卵巢综合征应从以下几方面着手。

(1)家中有得过多囊卵巢综合征的,要多加注意。一旦有疑似症状,赶紧去医院做检查。

(2)适当放松减压,保持心情愉快。

(3)生活规律,早睡早起,美容养颜,养卵巢。

(4)每天坚持运动半小时,增强体质,百病不侵。

(5)合理饮食,多吃水果和蔬菜,少吃油腻、辛辣刺激性的食物。

(6)尽量少接触油烟、甲醛、油漆、防水蜡等对身体有害的物质。

6. 确诊多囊卵巢综合征需要做哪些检查?

确诊多囊卵巢综合征需要做以下两方面的检查。

(1)性激素检查　在月经来访的第 3 ~ 5 天,抽取空腹静脉血检查性激素(6 项),重点注意睾酮和黄体生成素水平。

(2)B 超检查　一般来说,结合症状、性激素水平、B 超检查就可以确诊多囊卵巢综合征。

7. 如何治疗多囊卵巢综合征?

多囊卵巢综合征的治疗方法是根据患者的治疗要求而确定的,分为药物治疗和手术治疗。

(1)药物治疗　①想调月经的,在医生指导下用避孕药。按周期服用避孕药，就是人为制造一个雌、孕激素的波峰谷，波谷一到，月经也就来了。②想祛痘、消除多毛的，在医生指导下用抗雄激素药物，降低雄激素水平，缓解症状。③想生孩子的，在医生指导下用促排卵药。④症状不重又不急着要孩子的，可以服用中药调理。

(2)手术治疗　在医生的帮助下，在卵巢上打几个孔，破坏部分卵巢的结构，减少雄激素的分泌，从而改善症状。

8. 多囊卵巢综合征的日常护理有哪些?

多囊卵巢综合征的日常护理应从以下几方面着手。

(1)保证充足的睡眠和休息，避免劳累。

(2)及时调整及控制情绪，保持情绪稳定、心情愉快。

(3)改变不良的生活习惯，培养有规律的生活方式。

(4)适当进行运动锻炼，每天坚持运动半小时以上，以有氧运动为主，如散步、慢跑、游泳等。

(5)合理饮食，且勿过饱，多吃水果和蔬菜，少吃油腻、辛辣、刺激性食物。

(6)在医生指导下用药，并注意药物的不良反应。

(7)定期到医院检查，及时发现异常情况，便于在医生指导下及时调整。

(张　侠　郭　芬)

(五)绝经综合征

医院妇科诊室内，一位女儿陪着52岁的妈妈前来看病。女儿紧张地对医生说:"医生，我妈妈最近总是失眠、头痛、多汗，一点小事就容易激动，而且情绪波动比较大。当地的医生说是绝经期的表现，这是什么原因造成的呢? 有什么治疗方法吗? 平时应如何预防呢? 饮食上应吃什么?"

1. 什么是绝经综合征?

绝经是每一个女性生命进程中必然发生的生理过程，绝经提示卵巢功能衰退,生殖功能终止。绝经综合征以往称为更年期综合征,是女性在绝经前后雌激素水平波动或下降所导致的以自主神经功能紊乱为主,伴有神经心理症状的一组症候群。顾名思义,更年期是指女性从中年变更或即将度过中年并走向老年的时期。

2. 绝经综合征有哪些表现?(视频:绝经综合征的表现)

绝经综合征的表现分为近期症状和远期症状。

绝经综合征的表现

(1)近期症状 ①月经紊乱:月经周期不规则,经期持续时间长,经量增多或减少。②血管舒缩症状:主要表现为潮热,反复出现短暂的面部、颈部及胸部皮肤阵阵发红,伴有轰热、出汗。③自主神经功能失调症状:常出现心悸、眩晕、失眠、耳鸣、头痛等。④精神神经症状:常表现为注意力不易集中,并且情绪波动大,如激动、易怒、焦虑不安或情绪低落、抑郁,以及不能自我控制情绪。

(2)远期症状 ①阴道干燥、性交困难、阴道反复感染、排尿困难或尿急、尿痛症状。②骨质疏松。③阿尔茨海默病。④血压升高或血压波动,心悸、胸闷,皮肤皱纹增多、加深,色素沉着等。

3. 如何预防绝经综合征?(视频:如何预防绝经综合征?)

如何预防绝经综合征?

首先,应建立健康的生活方式,戒烟限酒,适当摄取钙剂和维生素 D,减少雌激素降低所致的骨质疏松;规律的运动,如散步、骑自行车等活动,可以促进血液循环,维持肌肉良好张力,延缓老化速度,还可以刺激骨细胞的活动,延缓骨质疏松的发生。其次,要调整心理状态,放松身心,保持乐观心态,消除恐惧心理,积极参与社区活动。再次,要遵医嘱合理用药,长期服用性激素者需要定期随访,推荐每年进行一次体格检查及辅助检查,每 3 ~ 5 年进行一次骨密度测定。

4. 什么是激素替代疗法?

激素替代疗法是针对绝经相关健康问题而采取的医疗措施,当机体缺乏性激素,并由此发生或将要发生健康问题时,需要外源选择性地给予具有性激素活性的药物，以纠正性激素不足引发的健康问题，从而有效缓解绝经相关症状，达到改善生活质量的目的。

5. 激素替代疗法适用于哪些人群？

激素替代疗法是绝经综合征较为安全的药物治疗方案，主要适用于以下人群。

（1）潮热盗汗、睡眠障碍、情绪障碍（如易激动、烦躁、焦虑或情绪低落）等绝经相关症状者。

（2）阴道干涩、疼痛，排尿困难，反复发作的阴道炎，反复尿路感染，以及夜尿多、尿频者。

（3）具有骨质疏松危险因素（如低骨量）及绝经后骨质疏松症患者。

6. 激素替代疗法对身体有什么副作用？

激素替代疗法中，雌激素剂量过大可以引起乳房胀痛、白带增多、阴道出血、头痛、水肿、色素沉着等，应酌情减量或改用雌三醇。使用孕激素可以引起抑郁、易怒、水肿、乳房痛等不适。使用雄激素有发生高脂血症、动脉粥样硬化等疾病的危险，大量应用时可出现体重增加、多毛、痤疮等症状。

7. 激素替代疗法用药期间需要注意什么？（视频：激素替代疗法安全用药护理）

激素替代疗法安全用药护理

用药期间，必须遵医嘱用药，不可随意停药或改量；长期使用性激素者应接受定期随访；用药期间注意观察，若出现子宫不规则出血，应及时告知医生并做相关检查。

8. 心理治疗对于围绝经期患者有效吗？

放松身心，保持乐观的心态，学会自我控制情绪，积极配合治疗，可以起到缓解症状的效果。

9. 围绝经期女性饮食上需要注意什么？

围绝经期女性日常饮食上应该注意以下几点。

（1）均衡饮食，多吃富含蛋白质及高钙食物，如豆制品、奶制品等。

（2）多吃新鲜水果和蔬菜。

（3）适当摄取钙剂和维生素 D，减少因雌激素降低所致的骨质疏松。

（4）避免酗酒、吸烟及过度饮用咖啡和浓茶。

10. 进入围绝经期多久检查一次？需要检查哪些项目？

女性进入围绝经期后，建议每年进行一次体格检查，包括血压、体重、身高、乳腺、妇科检查等。每年进行一次辅助检查，如盆腔彩超、乳腺彩超、血糖、血脂及肝肾功能检查。每 3 ~5 年进行一次骨密度测定。

（张　侠　陈媛媛）

二、妇科炎症

(一)阴道炎

某三级甲等医院妇科诊室内,一位女士羞涩地问医生:“我平常特别注意个人卫生,为什么阴道分泌物还是会有很多?而且特别痒,还有异味。有医生说是阴道炎。那是什么原因造成的?又该怎么治疗呢?生活中我还要注意什么?”

1. 阴道炎分为哪几种类型?

阴道炎根据病原体及感染途径不同,通常分为以下 5 种类型。

(1)滴虫性阴道炎　是由阴道毛滴虫引起的常见的阴道炎症。月经前后阴道 pH 值发生变化,孕期、产后阴道环境发生改变,均适于滴虫生长繁殖而发生滴虫性阴道炎。

(2)外阴阴道假丝酵母菌病　又称霉菌性阴道炎。假丝酵母菌为机会致病菌,当免疫力下降或者不注意卫生,易使假丝酵母菌在阴道内繁殖而引起感染,形成霉菌性阴道炎。本病多见于孕妇、糖尿病患者及长期应用广谱抗生素、激素或免疫抑制剂的患者。

(3)萎缩性阴道炎　多发生于绝经期女性。绝经期女性体内雌激素分泌不足而致局部抵抗力下降,容易导致病原体入侵繁殖引起阴道炎。

(4)婴幼儿阴道炎　常见于 5 岁以下的婴幼儿,主要原因是婴幼儿解剖、生理特点,加之其经常在地上坐爬,细菌容易入侵,引起阴道炎。

(5)细菌性阴道病　其发生是由于阴道微生态失衡,乳酸杆菌减少而导致其他病原体大量繁殖。促使阴道菌群发生变化的原因尚不清楚,可能与频繁性交、反复阴道灌洗等因素有关。

2. 阴道炎有哪些症状?

阴道炎的主要症状是白带增多和外阴不适。但不同类型的阴道炎,白带的性质有所不同。

(1)滴虫性阴道炎　典型症状是稀薄、泡沫状白带增多及外阴瘙痒。若合并其他细菌混合感染,阴道分泌物呈脓性,有臭味。瘙痒部位主要多为阴道口及外阴,可有灼热、疼痛。若尿道口感染,可引起尿频、尿急、尿痛等。

(2)霉菌性阴道炎　主要症状为外阴和阴道瘙痒、灼热、痛,严重时坐卧不宁,夜晚更加明显。可伴有尿频、尿急、尿痛。白带增多呈豆腐渣样,妇科检查时可见小阴唇内侧及阴道黏膜上附着白色膜状物,擦除后露出红肿黏膜面,表浅溃疡。

(3)细菌性阴道病　带有鱼腥臭味的稀薄分泌物,白带增多,呈灰白色,可伴有外阴瘙痒、灼痛感及阴部恶臭。

3. 阴道炎的病因是什么?(视频:阴道炎的病因是什么?)

常见病因有卵巢功能衰退,雌激素水平降低,阴道壁萎缩,黏膜变薄,上皮细胞内的糖原含量减少;阴道 pH 值上升,局部抵抗力降低,致病原体入侵繁殖,容易引起萎缩性阴道炎。婴幼儿卫生习惯不良、外阴不洁、大便污染、阴道内误放异物等均可引起婴幼儿阴道炎。

阴道炎的病因是什么?

4. 阴道炎是怎么被感染的? 其传播方式有哪些?

阴道炎可以经伴侣直接传播,也可以经接触感染的物品间接传播,还可以通过污染的器械、敷料传播及自身传播。阴道炎的传播方式有以下几种。

(1)经性交直接传播　性交容易传染阴道炎。当女性与滴虫及假丝酵母菌(俗称念珠菌)感染的男性性接触时,其感染率极高。也就是说,滴虫性阴道炎、霉菌性阴道炎可以通过性行为传播,这就是女方患滴虫性阴道炎及霉菌性阴道炎时,其配偶也要同时接受治疗的原因。

(2)间接传播　通过接触感染的公共浴池、浴盆、浴巾、坐便器、座椅、游泳池、衣物等间接传播。

(3)医源性传播　通过污染的器械及敷料传播。

(4)内源性传播　这是霉菌性阴道炎的主要感染方式。

5. 如何治疗阴道炎?

治疗阴道炎最主要的是寻找病因、长期管理、定期复查,才能达到治愈的目的。

(1)一般治疗　一般治疗就是通过日常生活调理来改善病情。患有阴道炎的女性,在平时的生活中,要注意个人卫生,保持外阴清洁干燥,避免搔抓。治疗期间禁止性生活。内裤及毛巾应该煮沸 5 ~ 10 min,以消灭病原体,并应对性伴侣进行治疗。注意休息,饮食合理,尽量避免刺激性食物。

(2)清洗外阴　酸碱度调和不均衡会导致阴道炎,因此患有阴道炎者就要注意酸碱度的调和,需要在医生指导下选择合适的清洗液进行外阴清洗,清洗后尽快保持外阴干燥,抑制病原体的繁殖与生长。

(3)药物疗法　阴道炎的类型多,针对不同类型的阴道炎,可选择不同的药物进行治疗,以达到最佳的治疗效果。用药治疗期间一定要严格遵医嘱用药,坚持用药,以快速、彻底恢复阴道健康。

(4)夫妻双方需要同时接受治疗　阴道炎虽然是女性患病,但是在治疗期间,一定要注意夫妻同时进行治疗。患有阴道炎之后,会通过性生活将病原体传染给男方,使男方也成为带菌者,约 10% 的男性可发生龟头包皮炎。如果仅女方医治而男方未治,那么即使女方医治好也会被男方再次感染,使病原体在夫妻双方间反复"传递",女方的阴道炎反复发作。

6. 治疗阴道炎常用的清洗液有哪些?

治疗阴道炎的首要条件是保持外阴清洁干燥,常用以下清洗液冲洗阴道,达到局部治疗的目的。

(1)使用 2% ~4% 的小苏打水冲洗阴道,每日 1 ~2 次,2 周为 1 个疗程。

(2)使用 0.5% ~1.0% 的乳酸或醋酸溶液或 1∶5 000 高锰酸钾溶液冲洗阴道,每日 1 次。

(3)使用 1∶5 000 高锰酸钾液坐浴,每日 2 次,每次 15 ~30 min。

7. 治疗阴道炎常用的药物有哪些?

不同类型的阴道炎,应选择不同的药物进行治疗,常用药物有以下几种。

(1)滴虫性阴道炎　①口服杀灭滴虫药物,如甲硝唑,每次 200 mg,每日 3 次,共 7 天。治疗后检测滴虫,如为阴性,应于下次月经后继续治疗 1 个疗程,巩固疗效。②甲硝唑 2 g 单次口服;或甲硝唑,每次 400 mg,每日 2～3 次,连服 7 天。不能耐受口服药物者可以选用阴道给药,如甲硝唑阴道泡腾片 200 mg,每日 1 次,连用 7 次。

(2)霉菌性阴道炎　①咪唑类:以克霉唑、咪康唑制剂为临床首选,每日阴道内塞药,7 天为 1 个疗程。②氟康唑:未婚女性及不宜采用局部用药者,可以口服氟康唑 150 mg,顿服。③复杂性假丝酵母菌性阴道炎:适当延长治疗时间或增加巩固治疗周期。

(3)萎缩性阴道炎　①补充雌激素:局部涂抹雌三醇软膏,每日 1～2 次,连用 14 天;也可选用其他雌、孕激素制剂联合用药。②抑制细菌生长:局部应用抗生素,如诺氟沙星 100 mg,阴道给药,每日 1 次,7～10 天为 1 个疗程。

(4)细菌性阴道病　①口服甲硝咪 400 mg,每日 2 次,连服 7 天,服药内 2 天禁酒,孕妇禁用。②替硝唑 2.0 g,口服,每日 1 次,连服 3 天;或替硝唑 1.0 g,每日 1 次,连服 5 天。③克林霉素 300 mg,口服,每日 2 次,连服 7 天。

(5)婴幼儿阴道炎　针对病原体选择相应口服抗生素,或用吸管将抗生素溶液滴入阴道。有蛲虫者,给予驱虫治疗。若阴道有异物,应及时取出。小阴唇粘连者,外涂雌激素软膏后多可松解;严重者应分离粘连,并涂以抗生素软膏。

8. 阴道给药有哪些优点? 怎样正确阴道给药?

阴道或宫颈上药是指药物通过阴道涂抹到阴道壁或宫颈黏膜上,达到局部治疗的作用,在妇产科护理操作技术中应用十分广泛。上药前应先行阴道灌洗或擦洗,用窥阴器暴露阴道、宫颈后,用消毒干棉球拭去子宫颈及阴道后穹隆、阴道壁黏液或炎性分泌物，以使药物直接接触炎症组织而提高疗效。

根据病情和药物的不同性状，采用以下方法。

(1)阴道后穹窿塞药　常用于治疗滴虫性阴道炎、霉菌性阴道炎、萎缩性阴道炎、慢性宫颈炎等患者。可指导患者自行放置，于临睡前洗净双手或戴指套，用一手食指将药片或栓剂向阴道后壁推进至食指完全伸入为止。为保证药物局部作用的时间，宜睡前用药。经期或子宫出血者不宜阴道给药。用药期间应禁止性生活。

(2)喷雾器上药　适用于萎缩性阴道炎患者。各种阴道用药的粉剂[如土霉素、呋喃西林、己烯雌酚(乙蔗酚)等]均可用喷雾器喷射，使药物粉末均匀散布于炎症组织表面。

9. 孕期得了阴道炎会影响妊娠吗？如何治疗？

女性孕期身体抵抗力较弱，部分细菌乘虚而入，易患阴道炎。如果积极治疗，改善症状，合理用药，一般不会影响妊娠。症状比较轻者，最好用中药洗剂改善症状，如果症状比较严重，可以进行阴道清洗，然后再对阴道进行塞药治疗，这样的治疗方式对孩子是没有影响的。

10. 生活中如何预防阴道炎？（视频：怎么预防阴道炎？）

怎么预防阴道炎？

预防阴道炎，就要养成良好的生活习惯和饮食习惯，关注阴道炎的症状及传播，积极治疗。

(1)平常生活中要注意个人卫生，勤换内衣、内裤。最好选择宽松的棉质内衣、内裤，保持外阴清洁干燥，尽量避免搔抓外阴，以免皮肤破损。

(2)注意性生活清洁，性交的时候应注意手、生殖器的卫生，男性生殖器中经常隐藏着大量的细菌，如果性交的时候不注意卫生，就会导致女性受感染。另外，在性交前，双方的手也应彻底清洗干净，以免受到感染。

(3)治疗期间禁止性生活，爱人或性伴侣应同时进行针对性治疗。

(4)不与他人共用浴巾、浴盆，不穿尼龙或类似织品的内裤，患病期间用过的浴巾、内裤等均应煮沸消毒。

（5）注意休息，不要太过操劳。

（6）如果出现症状，应及时诊断并治疗。

（张　侠　王晶晶）

（二）宫颈炎

小张和小王在聊天，小张说："你看我们做一个女人麻烦事真多，前两天去看阴道炎，医生说我还有宫颈炎。"小王说："啊？怎么还有宫颈炎啊？宫颈炎是什么症状？我会不会也有宫颈炎？"

1. 什么是宫颈炎？

宫颈炎是子宫颈炎症的习惯性称呼，是妇科常见的一种疾病，多见于有性生活的育龄期女性。宫颈炎是由宫颈受损伤和病原体侵袭而导致的。宫颈炎包括子宫颈阴道部炎症和子宫颈管黏膜炎症。由于子宫颈阴道部鳞状上皮与阴道鳞状上皮延续，阴道炎症均可引起子宫颈阴道部炎症。

2. 宫颈炎分为哪儿种？有哪些表现？

宫颈炎分为急性宫颈炎和慢性宫颈炎两种，以慢性炎症多见。急性宫颈炎主要表现为阴道分泌物增多，呈黏液脓性，阴道分泌物刺激可以引起外阴瘙痒及灼热感。慢性宫颈炎多无症状，少数患者可有持续或反复发作的阴道分泌物增多，呈淡黄色或脓性，性交后出血，月经期间出血，偶有分泌物刺激引起外阴瘙痒和不适。30 岁以上患有宫颈炎的女性应定期做宫颈刮片检查。

3. 急性宫颈炎是怎么引起的？

子宫颈是阻止下生殖道病原体进入上生殖道的重要防线，但子宫颈管单层柱状上皮本身抗感染能力较差，若受到性交、分娩、流产、手术等机械性刺激而受损，就更易发生感染，导致宫颈炎的发生。

常见病原体有以下几种：①性传播疾病病原体，如淋病奈瑟菌和沙眼衣原体，主要见于性传播疾病的高危人群；②内源性病原体，如葡萄球菌、链球菌、大肠埃希菌及滴虫、假丝酵母菌、阿米巴原虫等。

4. 慢性宫颈炎是怎么发生的？

慢性宫颈炎可由急性宫颈炎迁延而来，也可为病原体持续感染所致，其病原体与急性宫颈炎的病原体相似。不洁性生活、雌激素水平下降、阴道异物长期刺激等均可以引起慢性宫颈炎。流产、分娩、阴道手术损伤宫颈后继发感染，也可不引起急性症状，而直接发展为慢性宫颈炎。

5. 如何治疗宫颈炎？

宫颈炎进行治疗前，应先行宫颈刮片检查、阴道镜检查，排除有无早期宫颈癌。

急性宫颈炎：主要为抗生素治疗，以全身治疗为主，力求彻底，以免转变为慢性宫颈炎。若宫颈炎患者的病原体为沙眼衣原体及淋病奈瑟菌，应对其性伴进行相应治疗。慢性宫颈炎：以局部治疗为主，不同病变采用不同的治疗方法。可采用物理治疗、药物治疗及手术治疗。其中，物理治疗是最常用的有效治疗方法。

（崔海霞　张连琴）

（三）盆腔炎

小王经常性下腹痛，为此非常苦恼，找小李诉苦，小李说，你会不会是盆腔有炎症呢，你应该去医院检查一下。那么小王是不是有盆腔的炎症呢？盆腔炎症有哪些症状？该如何治疗呢？

1. 什么是盆腔炎？

盆腔炎是指女性内生殖器及其周围的结缔组织、盆腔腹膜发生的炎症，包括子宫内膜炎、输卵管炎、输卵管卵巢脓肿、盆腔炎、腹膜炎。炎症可以局限于一个部位，也可以同时累及几个部位。盆腔炎有急性盆腔炎和慢性盆腔炎两类。

2. 引起急性盆腔炎的病因是什么？

急性盆腔炎发展可引起弥漫性腹膜炎、败血症、感染性休克，严重者可危及生命。其病因主要有以下几种。

（1）产后或流产后感染　产妇分娩后体质虚弱，子宫颈口因有恶露流出，未及时关闭，子宫腔内有胎盘的剥离面，或分娩造成产道损伤，或有胎盘、胎膜残留，或产后过早有性生活等，病原体侵入宫腔内，容易引起感染；自然流产、药物流产过程中阴道流血时间过长，或有组织物残留于宫腔内，或人工流产手术无菌操作不严格等，均可以发生流产后感染。

（2）宫腔内手术操作后感染　如放置或取出宫内节育环、刮宫术、输卵管通液术、子宫输卵管造影术、宫腔镜检查、黏膜下子宫肌瘤摘除术等，由于术前有性生活或手术消毒不严格或术前适应证选择不当，术后急性感染发作并扩散；也有的患者术后不注意个人卫生，或术后不遵守医嘱，同样可使细菌上行感染，引起盆腔炎。

（3）经期卫生不良　不注意经期卫生，使用不洁的卫生巾和护垫，经期盆浴、经期性交等，均可使病原体侵入而引起炎症。

（4）邻近器官炎症蔓延　最常见的是阑尾炎、腹膜炎时，由于它们与女性内生殖器官毗邻，炎症可以通过直接蔓延，引起盆腔炎；患慢性宫颈炎时，炎症也可以通过淋巴循环，引起盆腔结缔组织炎。

（5）感染性传播疾病　不洁性生活史、早年性交、多个性伴侣、性交过频等，可致性传播疾病病原体侵入而引起炎症。

（6）其他　如慢性盆腔炎急性发作等。

3. 盆腔炎有哪些症状？

盆腔炎有急性发作期和盆腔炎后遗症期两种表现。

（1）急性盆腔炎症发作期表现　下腹痛、发热、阴道分泌物增多，腹痛为持续性，活动或性交后加重。若病情严重，可有寒战、高热、头痛、食欲缺乏。月经期发病者可出现经量增多，经期延长。若盆腔炎包裹形成盆腔脓肿，可引起局部压迫症状，如压迫膀胱可出现尿频、尿痛、排尿困难，压迫直肠可出现里急后重等症状。急性盆腔炎进一步发展，可引起弥漫性腹膜炎、败血症、感染性休克，严重者可危及生命。

(2)盆腔炎后遗症期表现　盆腔炎后遗症是急性盆腔炎未能彻底治疗或患者体质较差，病程迁延所致。慢性盆腔炎症的症状是下腹部坠胀、疼痛及腰骶部酸痛，常在劳累、性交后及月经前后加剧。还有月经异常、月经不规则。病程长时，部分女性可出现精神萎靡、周身不适、失眠等神经衰弱症状。往往经久不愈，反复发作，导致不孕、输卵管妊娠，严重影响女性的健康。

4. 如何治疗盆腔炎？

急性盆腔炎进一步发展可引起弥漫性腹膜炎、败血症、感染性休克，严重者可危及生命。因此，应积极采取综合措施控制炎症，消除病灶。

(1)药物治疗　抗生素为急性盆腔炎的主要治疗措施，包括静脉输液、肌内注射或口服等多种给药途径。应使用广谱抗生素并联合抗厌氧菌药物，注意疗程要足够。还可联合中药治疗，以期取得更好的疗效。

(2)手术治疗　有肿块如输卵管积水或输卵管卵巢囊肿，可行手术治疗；存在小的感染灶，反复引起炎症发作者，亦宜手术治疗。手术以彻底治愈为原则，避免遗留病灶而复发，行附件切除术或输卵管切除术。对年轻女性，应尽量保留卵巢功能。慢性盆腔炎单一疗法效果较差，宜采用综合治疗。

(3)物理疗法　温热的良性刺激可以促进盆腔局部血液循环，改善组织营养状态，提高新陈代谢，以利炎症吸收和消退。常用的物理疗法有短波、超短波、离子透入(可加入各种药物如青霉素等)、蜡疗，还有中医中药治疗等方法。

(4)心理治疗　解除患者思想顾虑，增强治疗的信心，增加营养，锻炼身体，注意劳逸结合，提高机体抵抗力。

（崔海霞　张连琴）

三、压力性尿失禁

医院妇科诊室外，一位女士满面愁容：为什么自己一大笑、打喷嚏或者提重物时，就会有尿液不自主地流出呢？也不知道该如何治疗，是否需要手术？生活中，有哪些锻炼的方式可以缓解症状？带着这些疑惑，她来到诊室，我们一起看看医生怎么说。

1. 什么是压力性尿失禁？

压力性尿失禁是指腹压突然增加导致的尿液不自主流出，但不是由逼尿肌收缩压或膀胱壁对尿液的张力压所引起。其特点是正常状态下无遗尿，而腹压突然增高时尿液自动流出。压力性尿失禁在成年女性的发病率为 18.9%，是一个重要的卫生和社会问题，通常称为“社交癌”。

2. 什么情况下尿液会不自主地流出？

一般情况下，压力性尿失禁者在生活中常常因咳嗽、大笑、打喷嚏、提重物、跳跃、运动等增加腹压时，会出现尿液不自主流出。

3. 引起压力性尿失禁的原因有哪些？（视频：压力性尿失禁的病因是什么？）

压力性尿失禁分为两型。90% 以上为压力性尿失禁，由盆底组织松弛引起。盆底组织松弛的原因主要有妊娠与阴道分娩损伤、绝经后雌激素水平降低等。最为广泛接受的压力传导理论认为，压力性尿失禁的病因在于盆底支持结构缺损而使膀胱颈/近端尿道脱出于盆底外。因此，咳嗽时腹腔内压力不能被平均地传递到膀胱和近端的尿道，导致增加的膀胱内压力大于尿道内压力而出现漏尿。也有不足 10% 的患者为尿道内括约肌障碍性，

压力性尿失禁的病因是什么？

为先天发育异常所致。

4. 压力性尿失禁如何分度?

压力性尿失禁主观分度可分为3级。

Ⅰ级:只发生在剧烈压力下,如咳嗽、打喷嚏或慢跑。

Ⅱ级:发生在中度压力下,如快速运动或上下楼梯。

Ⅲ级:发生在轻度压力下,如站立时,但患者在仰卧位时可控制尿液。

5. 压力性尿失禁可以非手术治疗吗? 都有什么方法?

非手术治疗用于轻、中度压力性尿失禁和手术治疗前后的辅助治疗。

非手术治疗包括盆底肌训练、盆底电刺激、电子生物反馈治疗、膀胱训练、α 肾上腺素能受体激动剂和阴道局部雌激素治疗。30% ~60% 的患者经非手术治疗能改善症状,并治愈轻度的压力性尿失禁。产后进行盆底肌训练对产后尿失禁的女性有所帮助。

6. 什么是盆底肌训练?

盆底肌训练又称为 Kegel 锻炼或凯格尔运动,是一套加强骨盆底耻骨尾骨肌锻炼以加强盆底肌支撑力,预防盆底功能障碍的练习。凯格尔运动是以美国妇科医生阿诺德·凯格尔的名字命名的。这种方法不仅可以帮助恢复骨盆肌肉的紧张力,而且可以刺激生殖器区,增加生殖器区的血流量,从而改善性功能。

7. 盆底肌是指什么? 怎么才能找到它的位置?

盆底肌是指封闭骨盆底的肌肉群,这一肌肉群犹如一张“吊网”,尿道、膀胱、阴道、子宫、直肠等脏器都被这张“网”紧紧吊住,从而维持正常位置,以便行使其功能。一旦这张“网”弹性变差,便会导致“网”内的器官无法维持在正常位置,从而出现相应功能障碍,如大小便失禁、盆底脏器脱垂等。

如何识别盆底肌? 在小便的过程中,突然中止憋住,能这样憋住尿,就是盆底肌造成的。然后慢慢让那些肌肉放松,恢复继续小便,你就能感觉到哪些肌肉是盆底肌了。也可以通过手指伸入阴道感受盆底肌或者借助镜子在直视下识别盆底肌。

8. 为何要进行盆底肌训练？它有哪些优点？

盆底肌训练是指患者有意识地对以耻骨至尾骨肌肉群即肛提肌为主的盆底肌进行自主性收缩锻炼，以增强尿道阻力，从而加强控尿能力。

盆底肌训练的优点如下：①增强骨盆底肌能力；②强化尿道括约肌弹性，以改善尿失禁；③有效改善尿频、尿急、尿急性漏尿及夜尿症状；④有提臀塑腹、美化曲线的功能。

9. 盆底肌训练前需要做什么准备？

（1）训练前排空小便，保持膀胱空虚，否则在进行盆底肌训练时可能会发生疼痛和尿液泄漏。

（2）确保呼吸顺畅，不能屏气。放松其他肌肉，如臀部、大腿或腹部的肌肉。不能收缩小腹，不能夹屁股，不能紧紧并拢大腿。只专注于收紧骨盆底肌。

（3）选择一个舒适的位置。无论你是坐在椅子上或平躺在地板上，进行这些练习时，必须确保臀部和腹部肌肉放松。

10. 怎么进行盆底肌训练？（视频：盆底肌训练的方法）

第一步：收缩盆底肌 5 秒。如果刚开始不能坚持 5 秒也没关系，可以从只收缩 2 ~ 3 秒逐渐到收缩 5 秒。

盆底肌训练的方法

第二步：放松这些肌肉 10 秒。让肌肉充分休息，避免拉伤，数到时间再开始下一次重复练习。

第三步：重复练习 10 次。收缩肌肉 5 秒，放松 10 秒，并重复练习 10 次，可以作为 1 组盆底肌训练，每日要做 3 ~ 4 组同样的练习，但不要再做多了。

第四步：当 5 秒可以控制自如时，尝试把时间延长到 10 秒，但无须做更长的时间。一旦你达到了 10 秒，坚持下去，即继续做 10 秒收缩、10 秒休息的练习，每日 3 ~ 4 组。

11. 盆底肌训练时需要注意什么?

进行盆底肌训练时,应注意以下几点。

(1)要牢记训练前排空小便,且不要在小便时训练。

(2)训练时全身要放松,自由顺畅地呼吸。

(3)注意收缩肌肉的力道,做到有力道、有节奏。

(4)等到熟练的时候,不论何地,无时无刻,都可以训练。

(5)有研究报道,最早能在 4 ~6 周后感觉到效果,一般 3 个月后逐渐明显。故每日做 3 ~4 组,每组 10 次,常年不辍,贵在坚持。

12. 如何判断治疗效果?治疗后要多久复查一次?

盆底肌训练的治疗效果,可以根据以下几种情况进行判断。

(1)无效　尿失禁不减轻甚至加重。

(2)改善　尿失禁减轻。

(3)治愈　尿垫完全干燥。

为了检验和巩固治疗效果,盆底肌训练后 2 ~6 个月、药物治疗后 3 ~6 个月应进行复查。

13. 如何预防压力性尿失禁?

压力性尿失禁对于女性而言是苦不堪言的,以下几个方法可以有效预防压力性尿失禁和减轻其症状。

(1)积极预防和治疗腹压增加的疾病,生活中尽量避免腹压增加的动作。

(2)产后及孕期进行盆底肌训练,避免危险因素。

(3)肥胖患者要适度减肥。

(4)生活起居规律,避免重体力劳动。

(5)提高产科质量,避免困难阴道助娩。

(张　侠　王晶晶)

四、子宫内膜异位症与子宫腺肌病

在医院妇科病房里，两个邻床的中年病友在交谈。A 患者：“大姐，你得的什么病？有什么不舒服？”B 患者：“我得的是子宫内膜异位症，每次来大姨妈都是腹痛难忍，月经量多，来的时间还长。你呢？”A 患者：“医生说我得的是子宫腺肌病，每次来月经都是肚子一次比一次痛，而且时间长、量也多，十分难受，我都不能正常工作。”B 患者：“我们两个症状都差不多，为什么你得的是子宫腺肌病而我得的是子宫内膜异位症呢？而且我们的治疗方法也差不多，那我们看看医生怎么说吧。”

1. 子宫内膜异位症和子宫腺肌病是什么？

子宫内膜异位症是指具有生长功能的子宫内膜组织出现在子宫腔以外部位的疾病，简称内异症，属于激素依赖性疾病。生育期是内异症的高发时段，其中以 25～45 岁的育龄期女性最为多见。内异症在形态学上呈良性表现，但在临床行为学上具有类似恶性肿瘤的特点，如种植、侵袭、远处转移等。

子宫腺肌病是指子宫内膜腺体侵入子宫肌层。多发生于 30～50 岁的经产妇，约 15% 的患者同时合并内异症。

2. 子宫内膜异位症和子宫腺肌病有什么区别？

子宫内膜异位症和子宫腺肌病同属于子宫内膜异位性疾病，只是子宫内膜异位症是子宫内膜长到了子宫腔以外的地方，可以侵犯全身任何部位；而子宫腺肌病是子宫内膜出现在子宫肌层。两者的区别只是子宫内膜异位的部位不同。虽然两者发病的病因不同，临床表现也有差异，但均受雌激素的调节。

3. 子宫内膜异位症和子宫腺肌病的病因有什么不同?

子宫内膜异位症的形成,目前还处于学说阶段,其中的种植学说较多,传播的途径主要有3种。

(1)经血倒流。月经期经血有可能通过输卵管进入盆腔。

(2)一些涉及子宫的医学操作把子宫内膜带离子宫,如剖宫产手术把子宫内膜细胞带到伤口处,宫腔镜、输卵管通液术等医学操作也能把子宫内膜细胞混进盆腔。

(3)子宫内膜细胞无须外力,自己顺着静脉,沿着淋巴向肺、鼻腔、四肢转移。

此外,子宫内膜异位症有遗传倾向,与基因也有很大的关系。

子宫腺肌病是由基底层子宫内膜侵入肌层生长所致,与多次妊娠及分娩、人工流产、慢性子宫内膜炎等造成的子宫内膜基底层损伤有关。

4. 子宫内膜异位症与子宫腺肌病的症状一样吗?

子宫内膜异位症的症状因人和病变部位的不同而不同,与月经周期密切相关,主要表现在以下几方面。

(1)痛经　这是子宫内膜异位症最常见的症状。通常月经的第一天最痛,有的会持续整个经期。疼痛比较剧烈,需要服用镇痛药来缓解。

(2)月经失调　主要表现为经期延长、经量增多,严重时会导致贫血,约占子宫内膜异位症患者的15% ~30% 。

(3)不孕　约40%的子宫内膜异位症患者有不孕的困扰。

(4)性生活不适　一般表现为深部性交痛,月经来潮前性交痛最明显。

(5)其他症状　异位的内膜无论在什么部位生长,均可在月经期,局部出现周期性疼痛、出血和肿块,并出现相应的症状。

子宫腺肌病的主要症状是经量过多、经期延长和逐渐加重的进行性痛经,疼痛位于小腹部正中,常于月经前一周开始,直至月经结束。

5. 子宫内膜可以移位到什么地方? 可以出现什么症状?

异位的子宫内膜可以侵犯全身任何部位,但最常见的是以下几个部位,并在这些部位表现出相应的症状。

（1）直肠　月经期肛门坠胀，腹泻、便秘，有时甚至会出现便血。

（2）膀胱　月经期出现尿频、尿痛，严重的还会出现尿中带血。

（3）腹部手术瘢痕或脐部　月经期腹部手术瘢痕处、肚脐周围会出现包块，而且包块还会增大，出现疼痛症状。

（4）鼻腔　月经期鼻子会跟着流血。

（5）肺部　月经期出现咯血。

（6）卵巢　移位到卵巢上，形成卵巢“巧克力”囊肿。

（7）盆腔　移位到盆腔，形成盆腔粘连、盆腔囊肿。

6. 如何预防子宫内膜异位症？

预防子宫内膜异位症应从以下几方面着手。

（1）疾病导致的经血排出受阻的，积极治疗原发病，从源头上制止本病的发生。

（2）在经期不要做奔跑、翻滚、跳跃、倒立等剧烈的运动，防止经血倒流回盆腔。

（3）尽量避免多次的宫腔手术操作，进入宫腔的手术，缝合子宫壁时应避免缝线穿过子宫内膜，手术结束后应冲洗腹壁切口。宫腔镜手术、输卵管通液术要在月经干净后 3 ~7 天进行。人工流产手术吸宫时，宫腔负压不宜过高，避免突然将管道拔出。

（4）有高发家族史、容易带器妊娠者，可以选择口服避孕药抑制排卵，促进子宫内膜萎缩，降低子宫内膜异位症的发病风险。

7. 子宫内膜异位症需要哪些检查来确诊？

子宫内膜异位症的确诊需要做以下 3 个方面的检查。

（1）妇科检查　医生用手指按压腹部来做妇科检查，一些子宫内膜异位症引起的包块和囊肿可以被按到，同时患者会感到疼痛。医生可以判断囊肿和包块的大小和位置，还能根据肿物被按压后的活动范围的大小来判断是否发生了粘连。

（2）B超检查 这是子宫内膜异位症最常做的诊断检查，能准确定位子宫内膜异位症的病灶部位，确定囊肿的大小、数量，还能跟进病情的发展过程。

（3）腹腔镜检查 通过腹腔镜发现病灶，并经活检确认存在子宫内膜组织，是诊断子宫内膜异位症的金标准。

8. 如何治疗子宫内膜异位症？

治疗子宫内膜异位症的根本目的是缩减和去除病灶，减轻和控制疼痛，治疗和促进生育，预防和减少复发。治疗方法根据患者的年龄、症状、病变部位和范围、对生育的要求等加以选择，强调治疗个体化，主要有两种方法。

（1）药物治疗 药物治疗的目的是抑制卵巢功能，阻止病情发展。适用于有慢性盆腔痛、经期痛经症状明显、有生育要求及无卵巢囊肿的患者。主要治疗方法有以下两种。

绝经疗法：让雌、孕激素高不起来，子宫内膜压根没有机会长大，不能进行脱落。这类药物主要有促性腺激素释放激素、激动剂和雄激素的衍生物，主要功能是降低雌、孕激素水平，让子宫内膜没有机会长大。该药物治疗时间一般不超过6个月，中间不能间断。

假孕疗法：让孕激素处于高位，没有跳崖式暴跌，让子宫内膜不能脱落。主要的药物有高效孕激素和口服避孕药，让身体处于高孕激素状态，内膜像孕期一样不能脱落，不能吃吃就停，连续服药6个月才能达到效果。

（2）手术治疗 手术治疗的目的是切除病灶、恢复解剖。适用于药物治疗后症状不缓解，局部病变加剧或生育功能未恢复者，以及较大的卵巢内膜异位囊肿者。切除异位的内膜组织，术后复发率高达40%，所以术后要遵医嘱用药或尽早妊娠，防止复发。

9. 子宫内膜异位症日常护理应该注意什么？

子宫内膜异位症的日常护理应注意以下几个方面。

（1）饮食以清淡为主，不要吃生冷、辛辣食物，多吃蔬菜、水果，增加优质蛋白的摄入量，保持均衡营养。

(2)适当运动,采取一些温和的运动,可以缓解疼痛,减少体内雌激素水平,还可以延缓子宫内膜的生长。

(3)月经期间要杜绝性生活。

(4)注意自身保暖,避免受凉感冒。

(5)月经期间避免一切剧烈的体育运动和重体力劳动。

(6)月经期间要学会控制情绪,不要生气,否则会导致内分泌失调。

(张 侠 郭 芬)

五、人乳头瘤病毒感染

医院妇科诊室内，一位神情紧张的女士拿出自己的体检报告对医生说："大夫，我检查结果提示人乳头瘤病毒（HPV）阳性，那我是不是患了宫颈癌呀？HPV的高危类型有哪些？感染病毒后，该怎么治疗呢？听说现在有宫颈癌疫苗，我能接种吗？"关于宫颈癌，我们看看医生怎么说。

1. 什么是HPV？

HPV的全称是人乳头瘤病毒，它是一种环状双链DNA病毒，能引起人体皮肤黏膜的鳞状上皮增殖。

2. HPV有哪些类型？（视频：HPV的类型）

HPV的类型

HPV有多种基因型，不同基因型的HPV感染可导致不同的临床病变。根据生物学特征和致癌潜能，HPV被分为高危型和低危型两种类型。

高危型：如HPV16、HPV18、HPV31、HPV33、HPV35、HPV39、HPV45、HPV51、HPV52、HPV56、HPV58、HPV59、HPV66、HPV68等，与癌及癌前病变相关。

低危型：如HPV6、HPV11、HPV42、HPV43、HPV44等，主要与轻度鳞状上皮内病变和泌尿生殖系统疣、复发性呼吸道息肉相关。

3. HPV的感染途径有哪些？

HPV的感染途径占主导地位的是性接触传播，其次是母婴传播，个别经其他间接的因素如经血液、密切接触传播。

（1）性接触传染　这是最主要的传播途径。约2/3接触性尖锐湿疣患者可以产生这种病，在感染后3个月内传染性是最强的。

(2)母婴传染　如经胎盘垂直传播、分娩时经生殖道传播等。患有尖锐湿疣或喉乳头状瘤的婴儿和儿童，可能是 HPV 感染或经感染的产道出生后与母亲亲密接触后感染。

(3)间接物体传染　尖锐湿疣患者的日常用品（如内裤、马桶、浴巾）会引起感染，这种传染是很少的，只有与尖锐湿疣患者生活在一起并密切接触时才会发生。

4. HPV 感染有什么症状？（视频：HPV 感染的早期症状）

HPV 喜欢在温暖潮湿的环境里生长，因此，女性的阴道是感染 HPV 最理想环境。HPV 感染后，潜伏期为 1 ~4 个月。感染初期，一般会有小小的、软软的疣状丘疹，颜色呈淡淡的红色。随着病情加剧，疣状丘疹数目会逐渐增多，范围会逐渐增大，逐渐呈乳头或者菜花状，颜色逐渐转白或呈红灰色。

HPV 感染的早期症状

5. 如何治疗 HPV 感染？

目前还没有针对 HPV 感染的特效药物。生殖道疣的主要治疗方法有局部药物治疗、物理治疗及手术治疗。如冷冻疗法，将疣体冰冻消除；三氯醋酸涂抹，适用于潮湿部位、体积较小的疣体；微波手术，通过电流将疣体烧掉；激光治疗，主要是利用强光使疣体烧灼挥发，用于治疗体积较大的疣体或其他方法治疗无效时。手术切除适用于疣体数量不多、体积较小，或者不能判定是否为低危型 HPV 感染造成的疣体。

6. HPV 感染会影响生育吗？

单纯的 HPV 感染对女性的生育能力是没有多大影响的，也就是说 HPV 阳性的女性仍然可以妊娠。并且 HPV 感染也不会影响胎儿正常的生长发育。但孕期母婴之间通过胎盘的血液交换，HPV 可以传染给胎儿；且在分娩过程中，母亲有可能通过产道将 HPV 垂直传染给新生儿。HPV 大多存在于新生儿的呼吸道中，可以导致婴幼儿时期发生咽喉乳头状瘤，但这种情况比较少见。

7. 不同年龄段的人，如何筛查 HPV？

主要的筛查策略有 3 种：细胞学与 HPV 联合筛查；细胞学初筛；HPV 初筛。筛查要点：有性生活的女性于 21 岁开始筛查。

（1）细胞学和高危型 HPV 均为阴性者，发病风险较低，筛查间隔为 3～5 年。

（2）细胞学阴性而高危型 HPV 阳性者，发病风险增高，可于 1 年后复查。

（3）细胞学为意义不明的非典型鳞状细胞（ASCUS）及以上且 HPV 阳性者，或细胞学为低度鳞状上皮内病变（LSIL）及以上者，或 HPV16/HPV18 阳性者，需转诊阴道镜。

（4）65 岁以上女性，若既往 20 年有完善的阴性筛查结果、无高级别病变病史，可终止筛查。

（5）任何年龄女性，若因良性疾病已行全子宫切除术，并无高级别病变史，也可终止筛查。

8. HPV 感染与宫颈癌有什么关系？（视频：正确认识 HPV 感染与宫颈癌）

正确认识 HPV 感染与宫颈癌

HPV 感染与宫颈癌关系密切，主要表现在以下几方面。

（1）HPV 感染是导致宫颈癌的明确病因，但不是所有的 HPV 感染都会发展为宫颈癌。

（2）HPV 阴性者，几乎不会患宫颈癌。

（3）世界卫生组织公布了 14 种相关的致癌高危 HPV 基因型，即 HPV16、HPV18、HPV31、HPV33、HPV35、HPV39、HPV45、HPV51、HPV52、HPV56、HPV58、HPV59、HPV66 和 HPV68。其中 HPV16 和 HPV18 型致癌风险最高，占 80%。90% 的 HPV 感染可以自愈，10% 的 HPV 长期感染可导致宫颈癌。

（4）HPV 感染早期没有症状，重在定期筛查和预防。

9. 生活中如何预防 HPV 感染?

HPV 感染给患者造成的伤害是比较大的,因此,主动预防尤为重要,主要有以下几点。

(1)保持良好的个人卫生习惯,避免在公共浴池洗浴,勤洗手。

(2)洁身自爱,减少或避免不洁的性行为。

(3)加强锻炼,增强机体的免疫力,提高对疾病的抵抗能力。

(4)夫妻双方任何一方发现有 HPV 感染,都需要夫妻双方同时治疗。

(5)适龄女性可通过接种 HPV 疫苗预防 HPV 感染。

(6)定期进行体检筛查,如液基薄层细胞学检查(TCT)、HPV 检查、阴道镜检查等。

10. 什么是 HPV 疫苗? HPV 疫苗的种类都有哪些?

HPV 疫苗即宫颈癌疫苗,是疫苗的一种,可以预防 HPV 感染。

HPV 疫苗的种类:目前有 3 种 HPV 疫苗上市,分别是二价(16、18 型)HPV 疫苗、四价(6、11、16、18 型)HPV 疫苗、九价(6、11、16、18、31、33、45、52、58)HPV 疫苗。

11. 如何选择 HPV 疫苗进行接种? 感染了 HPV 还有必要接种吗? (视频:如何选择 HPV 疫苗进行接种?)

二价疫苗:适用于 9 ~ 25 岁的女性接种。

四价疫苗:接种年龄更宽泛,适合 20 ~ 45 岁的女性接种。

九价疫苗:适用于 16 ~ 26 岁的女性接种。

如何选择 HPV 疫苗进行接种?

二价疫苗和四价疫苗都能预防 HPV16、HPV18 引起的宫颈癌,四价疫苗还能预防感染 HPV6、HPV11 引发的生殖器尖锐湿疣。九价疫苗能预防的亚型在四价基础上又多出五价,因此预防范围更广泛。

感染了 HPV 仍然有必要接种疫苗。接种 HPV 疫苗可以预防其他相关 HPV 型别的感染或者相同 HPV 型别的再次感染。

12. 妊娠了能接种疫苗吗？经期能接种疫苗吗？

孕期不建议接种疫苗，哺乳期女性谨慎接种疫苗；经期可以接种疫苗。

13. 45 岁以上者还有必要接种 HPV 疫苗吗？

HPV 感染有两个高峰，一个是 17～24 岁，另一个是 40～44 岁，高危型 HPV 持续感染到最终发展为宫颈癌大概需要 10 年，因此 45 岁以上的女性接种意义不大，不建议接种 HPV 疫苗。

六、妇科常见肿瘤

(一)子宫肌瘤

某医院妇科诊室内，一位35岁女性前来就诊，问医生："我去年体检没什么事，今年体检彩超发现有子宫肌瘤，这个会是恶性肿瘤吗？我需要做手术吗？都有哪些手术方式？听说现在可以做腹腔镜的微创手术，做腹腔镜手术后我需要如何护理呢？"

1. 什么是子宫肌瘤？

子宫肌瘤是女性生殖器中最常见的良性肿瘤，由平滑肌及结缔组织组成。多见于30～50岁的育龄期女性，20岁以下女性少见。

2. 子宫肌瘤有哪些类型？（视频：子宫肌瘤的类型）

按肌瘤生长部位，可将子宫肌瘤分为子宫体肌瘤和子宫颈肌瘤。子宫体肌瘤常见，占子宫肌瘤的90%，子宫颈肌瘤约占子宫肌瘤的10%。

子宫肌瘤的类型

根据肌瘤与子宫肌壁的关系，子宫肌瘤又可分为以下3种类型。

(1)肌壁间肌瘤　肌瘤位于子宫肌层内，周围均为肌层包绕，为最常见的类型，占总数的60%～70%。

(2)浆膜下肌瘤　肌瘤突出于子宫表面，由浆膜层覆盖，约占总数的20%。

(3)黏膜下肌瘤　肌瘤向宫腔方向突出，表面由子宫黏膜层覆盖，约占总数的10%～15%。

3. 如何治疗子宫肌瘤？

根据患者年龄、症状，肌瘤大小、数目、生长部位，患者对生育的要求等情况，进行全面分析后选择治疗方案。

(1)观察　肌瘤体积小、症状不明显，或已近绝经期的女性，可每 3 ~ 6 个月进行一次腹部超声检查，必要时考虑进一步治疗。

(2)药物治疗　适用于症状不明显或较轻者；尤其是绝经期女性或全身情况不宜手术者，在排除子宫内膜癌的情况下，可采用药物对症治疗。

(3)手术治疗　肌瘤体积较大，或月经过多导致继发性贫血，或药物治疗无效者，或疑有肉瘤变者，可采取手术治疗。

4. 子宫肌瘤哪些情况下需要手术治疗?

子宫肌瘤若发生以下情况，应进行手术治疗。

(1)严重腹痛、性交痛、慢性腹痛、有蒂肌瘤扭转引起的急性腹痛。

(2)因肌瘤导致不孕或反复流产。

(3)因肌瘤导致月经过多而继发贫血。

(4)肌瘤体积大，压迫膀胱、直肠等引起相应症状。

(5)肌瘤生长较快，怀疑有恶变。

5. 子宫肌瘤手术治疗有哪些手术方式?

根据患者有无生育功能的要求，可采取以下两种手术方式。

(1)子宫肌瘤切除术　适用于希望保留生育功能的患者。可通过经腹、经宫腔镜或经腹腔镜切除肌瘤，保留子宫。

(2)子宫切除术　适用于不要求保留生育功能或疑有恶变的患者。手术可经腹、经阴道或经腹腔镜进行。其中腹腔镜手术作为一种微创手术方式，具有创伤小、恢复快、住院时间短等优点，已成为当代妇科诊治的常用手段。

子宫肌瘤的术后护理

6. 腹腔镜手术后应采取什么卧位?（视频:子宫肌瘤的术后护理）

手术及麻醉方式决定了患者术后的体位。

(1)全身麻醉未清醒前，需要专人守护，采取去枕平卧位，头偏向一侧，稍垫高一侧肩胸，以免呕吐物、分泌物呛入气管而引起误吸。完全清醒后，可自由体位。

(2)蛛网膜下腔麻醉者,需要去枕平卧 12 小时;硬膜外麻醉者,需要去枕平卧 6 ~ 8 h。蛛网膜下腔麻醉者术后宜多平卧一段时间,以免引起头痛。

(3)手术次日可由平卧位逐渐过渡到半卧位,鼓励患者活动肢体,早下床活动。

(4)术后半坐卧位的优点如下。①膈肌下降,利于血液循环和呼吸。②腹肌松弛,降低腹部切口张力,减轻疼痛。③有利于腹腔引流,使渗出液聚集在盆腔,减少对膈肌和脏器的刺激。

7. 术后多长时间可以下床活动? 应如何活动?

术后患者应早期下床活动,有助于促进机体的整体恢复;促进血液循环,防止血栓形成;促进胃肠蠕动,防止腹胀;促进排尿功能的恢复,防止尿潴留等。

术后第一天鼓励患者早下床活动,第一次起床活动时,需要有人搀扶站立并注意观察患者的面色、脉搏及呼吸,防止因起床过快、过猛出现直立性低血压。起床每一个过程需要保持一段时间,确保自己无不适时,再进行下一个动作,每次活动以自我感觉不过度劳累为原则。

下床三部曲:卧→坐→立。

8. 术后第一天可以吃什么? 何时可以正常饮食?

通常腹腔镜手术后 6 h 待麻醉恢复清醒后,就可以给患者先喝些温开水,术后第一天就可以开始进食米汤、稀粥等流质食物,待肠道蠕动恢复后,逐步由流质饮食过渡为半流质饮食,进食软烂且易消化的食物,如素面条、稀面叶等,逐渐恢复至普通饮食。对于术后容易恶心、呕吐及特异体质的患者,也无须勉强自己进食,待胃部不适症状稍缓解后再逐步进食就可以了。

9. 腹腔镜手术后为何容易腹胀? 应如何避免腹胀?(视频:腹腔镜手术后为何容易腹胀?)

腹腔镜手术后为何容易腹胀?

患者腹腔镜手术后容易腹胀,主要有以下几方面原因:①术中肠管受到激惹，使肠蠕动减弱所致；②因腹腔镜手术，腹腔脏器间会残存少许二氧化碳气体所致；③患者术后呻吟、抽泣、憋气等，可咽入大量不易被肠黏膜吸收的气体，从而加重腹胀。

为了避免术后发生腹胀，建议：①术后当天勤翻身活动，术后第一天早下床、早活动；②稳定情绪，避免情绪激动；③指导患者在尚未排气前，避免食用豆制品、奶制品、甜食、油腻等容易产气的食物，以便减少术后腹胀引起的不适。

10. 腹腔镜手术后切口敷料多久更换和拆线?

腹腔镜手术具有切口小、出血少的特点，一般在拆线时更换敷料。如果敷料出现出血、潮湿、污染，需要立即更换。腹部切口一般术后 4 ~5 天拆线。青少年因新陈代谢旺盛，切口愈合快，可适当缩短拆线时间。年老体弱者及营养不良者宜酌情延迟拆线时间。

11. 腹腔镜手术后留置引流管期间需要注意什么?

腹腔镜手术后留置腹腔引流管有利于患者术后恢复，减少术后吸收热的发生。留置引流管期间需要注意以下几点。

(1)妥善固定引流管，请勿牵拉引流管，做到勿折、勿压。

(2)留置引流管期间，要保持引流管通畅，密切观察引流液的颜色、性质及量，如有异常，应及时处理。

12. 出院后何时可以洗澡? 对腹部伤口有没有影响?

出院后 1 周即可洗澡。因出院时缝线刚拆除，针眼尚未完全愈合，且切口的结痂尚未脱落，因此不宜洗澡。当然，全身皮肤仍需保持清洁，以擦浴为宜，每晚或便后清洗会阴。

13. 子宫肌瘤药物治疗的患者需要注意什么?

(1)选用药物治疗的患者，合理使用激素类药物，遵医嘱用药。

(2)保持健康、稳定、乐观的心态，有利于性激素维持平衡。

(3)加强锻炼,提高身体素质,增强机体免疫力。

(4)均衡营养,合理进食,避免因微量元素的摄取不足和利用障碍而导致肌瘤复发。

(5)定期随访,复查彩超,出现任何不适或异常症状时要及时就诊。

(张　侠　陈媛媛)

(二)宫颈癌

妇科病房内,一位患者痛哭流涕,说自己已经失去了生活的意义,原来她是患了宫颈癌。宫颈癌可怕吗?它的好发人群有哪些?怎样早期诊断宫颈癌?宫颈癌术后要注意什么呢?

1. 什么是宫颈癌?(视频:怎样预防宫颈癌?)

宫颈癌是妇科最常见的恶性肿瘤,早期宫颈癌常无明显症状和体征,随病变发展,可出现阴道流血、阴道排液,晚期可出现周围组织受累的继发性症状,如尿频、尿急、便秘、下肢肿痛及全身症状(如贫血、恶病质)等。近年来其发病人群有年轻化趋势,但随着宫颈细胞学筛查普遍应用,宫颈癌的发病率及死亡率已有明显下降趋势。相信未来随着 HPV 疫苗的广泛应用,其发病率及死亡率会进一步下降。

怎样预防宫颈癌?

2. 宫颈癌好发于哪些女性?

虽然每个女性都有患宫颈癌的风险,但是,宫颈癌也会好发于以下比较特殊的女性。

(1)第一次性生活开始过早的女性。

(2)其男性性伴侣有宫颈癌性伴侣的女性。

(3)有多个性伴侣或性交过于频繁的女性。

(4)正在接受免疫抑制剂治疗的女性。

(5)吸烟的女性。

（6）有过宫颈病变史，如患有慢性宫颈炎且未及时治疗、生殖道恶性肿瘤病史的女性。

（7）曾经患有或现在患有生殖道高危型 HPV 感染的女性。

（8）现在或以往感染单纯疱疹病毒的女性。

（9）艾滋病病毒感染的女性。

（10）患有其他性传播疾病，尤其是多种性传播疾病混合存在的女性。

3. 宫颈癌发生的罪魁祸首是什么？

宫颈癌的发生是由多方面因素共同作用所致，但高危型 HPV 持续感染是宫颈癌的主要危险因素，并且是宫颈癌的明确病因。90% 以上的宫颈癌伴有高危型 HPV 感染（HPV16 和 18 亚型），其中 HPV16 亚型诱发癌变的潜力最大。

4. 宫颈癌有哪些症状？

宫颈癌早期通常无明显症状，很难自觉发现，但随着病变发展，可以出现以下症状。

（1）阴道流血　早期多为接触性出血，即性生活或妇科检查后出血；也可表现为不规则阴道流血。年轻患者也可表现为经期延长、经量增多，老年患者为绝经后不规则阴道流血。

（2）阴道排液　多数患者有阴道排液，多为白色或血性，可稀薄如水样或米泔样，或有腥臭味。晚期患者因癌组织坏死伴感染，可有大量米汤样或脓性恶臭白带。

（3）晚期症状　根据癌灶累及范围出现不同的继发性症状。如尿频、尿急、便秘、下肢肿痛等；晚期可有贫血、恶病质等全身衰竭症状。

5. 目前宫颈癌有什么治疗方法？

宫颈癌治疗多采用手术和放疗为主，化疗为辅的综合治疗。并根据临床分期、患者年龄、生育要求、全身情况等综合考虑制定适当的个体化治疗方案。

（1）手术治疗　主要用于早期宫颈癌患者。

（2）放射治疗　适用于中晚期患者；全身情况不适宜手术的早期患者；宫颈大块病灶的术前放疗；手术治疗后病理检查发现有高危因素的辅助治疗。

（3）化疗　主要用于晚期或复发转移患者。

6. 宫颈癌术后如何协助康复？（视频：宫颈癌患者术后康复护理）

宫颈癌根治术涉及范围广，患者术后反应也较一般腹部手术大。为此，要求每 15 ~ 30 min 观察并记录一次患者的生命体征及出入量，平稳后再改为定时监测。注意保持尿管、腹腔、盆腔各种引流管及阴道引流通畅，认真观察引流液性状及量。通常按医嘱于术后 48 ~ 72 h 拔除引流管，术后 7 ~ 14 天拔除尿管。拔除尿管前多进行盆底功能锻炼，促使膀胱功能恢复，利于正常排尿。指导卧床患者进行床上肢体活动，以预防长期卧床并发症的发生。注意渐进性增加活动量，包括参与生活自理。术后需接受放疗、化疗者按有关内容进行护理。

宫颈癌患者术后康复护理

7. 宫颈癌术后需要注意什么？

宫颈癌术后应注意休息，增加营养，多食新鲜蔬菜水果，避免刺激性食物；保持心情舒畅；适量进行体育锻炼，如散步、保健操、慢跑等增强自身免疫力。

8. 宫颈癌术后出院指导有哪些内容？

凡接受手术治疗的患者，必须见到病理报告单才可决定出院日期。有淋巴转移的患者，则需继续接受放疗和（或）化疗，以提高 5 年存活率。向出院患者说明随访的重要性，并核实通讯地址。治疗后 2 年内，应每 3 ~ 6 个月复查一次；3 ~ 5 年内，每 6 个月复查一次。第 6 年开始，每年复查一次。随访内容包括：妇科检查、阴道脱落细胞学检查、胸部 X 线摄片、血常规及子宫颈鳞状细胞癌抗原、超声、CT 或磁共振等。患者出现任何症状均应及时随诊。帮助患者调整自我，协助其重新评价自我能力，根据患者具体状况提供有关术后生活方式的指导，包括根据机体康复情况逐渐增加活动量和强度，适当参加社会交往活动或恢复日常工作。性生活的恢复需依术后复查结果而定，要认真听取患者对性问题的看法和疑虑，提供针对性的帮助。

（张　侠　常俊丽　许高杰）

（三）卵巢肿瘤

小王听说小李患上了卵巢癌，前去医院看望，看着昔日的好友身体变得消瘦和干枯，而肚子鼓得像被吹起的气球，小王心里纳闷，是什么导致好朋友变成这样？在从病房出来的路上，她小声问道："小李前两天不是说消化不好刚到消化科看过吗？怎么最后诊断为卵巢癌？"小王疑惑地问着小李的爱人，小李的爱人只能痛苦地摇摇头。

1. 什么是卵巢肿瘤？

卵巢肿瘤是常见的妇科肿瘤，可发生于任何年龄，有良、恶性之分。其中卵巢恶性肿瘤因早期病变不易被发现，晚期病例还缺乏有效的治疗手段，其致死率居妇科恶性肿瘤首位。

2. 卵巢肿瘤的病因有哪些呢？

卵巢肿瘤病因尚不明确，卵巢肿瘤在月经初潮早、绝经晚、未产的女性中发病率高，而分娩次数多、哺乳和口服避孕药的女性发病危险减少。故有人提出"不断排卵"致癌学说，认为排卵造成卵巢上皮细胞的损伤，反复损伤和修复过程促发癌变。近来关于遗传的研究也比较多，发现多数病例因常染色体显性遗传所致。

3. 卵巢肿瘤有哪些症状？

卵巢肿瘤有良、恶性之分。良性肿瘤较小时一般不产生症状，常在妇科检查时偶然发现。当肿瘤增大时，偶有腹胀或腹部扪及肿块。肿瘤长大占满盆、腹腔时，可出现尿频、便秘、心悸、气急等压迫症状。而恶性肿瘤生长迅速，早期多无症状，晚期主要症状为腹胀、腹部肿块、腹腔积液及其他消化道症状，可伴腹水，部分患者可有食欲缺乏、消瘦、贫血等恶病质表现。

4. 如何能早期诊断出卵巢肿瘤？

早发现、早诊断、早治疗是防治疾病的重要方法，但是对于卵巢恶性肿瘤来说，目前还缺乏特异性的方法可以做到早期发现。对于女性来讲，定期做超声检查很重要。超声检查可以判断肿瘤的大小、部位、质地、与子宫的关系及有无腹水等，是诊断卵巢肿瘤的重要手段。

5. 如何治疗卵巢肿瘤？

良性肿瘤一般行手术治疗将肿瘤切除即可。但对于恶性肿瘤治疗就较为复杂，首选治疗依然是手术治疗，术后要根据其组织学类型、细胞分化程度、手术病理分期和残余灶大小决定是否接受辅助性治疗，化疗是主要的辅助治疗手段。

（崔海霞　张连琴）

（四）卵巢囊肿蒂扭转

某医院妇科诊室内，一位姑娘拿出自己前几天的体检报告对医生说：“前几天单位体检时发现自己左侧卵巢上有一个 5 cm 左右的囊肿，体检医生说需要住院治疗，如果不注意可能会发生蒂扭转。医生，我们单位最近比较忙，下个月我才能请假，想先来了解一下什么是卵巢囊肿蒂扭转？什么情况下容易发生？有哪些症状？要是真的发生了蒂扭转，我该怎么办？这种病对我的身体危害大吗？如何预防呢？”

1. 什么是卵巢囊肿蒂扭转？

卵巢囊肿蒂扭转是指供应卵巢囊肿的血管发生了扭曲，使卵巢囊肿缺血，甚至坏死破裂，引起剧烈腹痛。为妇科急腹症之一，约10%卵巢囊肿可发生蒂扭转。多见于卵巢囊性病变，如卵巢上皮性囊肿、卵巢冠囊肿等，这些疾病会引起卵巢体积增大和重量的增加，可发生于单侧或双侧卵巢，但是双侧均扭转的较少见。

2. 什么情况下容易发生卵巢囊肿蒂扭转?

卵巢囊肿蒂扭转好发于瘤蒂长、中等大、活动度良好、重心偏于一侧的肿瘤，多发生在体位突然改变时，或孕期、产褥期子宫大小、位置改变时。

3. 怎么判断发生了卵巢囊肿蒂扭转?（视频：卵巢囊肿蒂扭转患者有哪些临床表现?）

卵巢囊肿蒂扭转患者有哪些临床表现?

有卵巢肿瘤的患者，在体位突然改变后，突然发生一侧下腹剧痛，常伴恶心、呕吐甚至休克症状，就要考虑是否发生了卵巢囊肿蒂扭转。出现这种情况，应立即到医院就诊，一经确诊为卵巢囊肿蒂扭转，应尽快进行手术治疗。

4. 患了卵巢囊肿，对身体有危害吗?

卵巢囊肿较小时多无症状，常在妇科检查或B超检查时偶然发现。若卵巢囊肿逐渐增大，可以出现以下情况。

（1）容易导致女性不孕　一旦卵巢囊肿变大或者变性，就有可能使精子、卵子或者受精卵不能正常运行，从而影响生育，导致不孕的发生。

（2）女性容颜早衰　卵巢囊肿会引发内分泌失调、早衰、恶变，甚至会引发卵巢癌。

（3）引发流产、难产　卵巢囊肿在早孕时可能引起流产，中期妊娠时则易发生卵巢囊肿蒂扭转，晚期妊娠时囊肿较大者可导致胎位异常，分娩时可能阻塞产道引起难产。

（4）囊肿破裂危及生命　当卵巢囊肿生长到一定大小，有可能出现并发症：感染、囊肿蒂扭转、出血或破裂，危及女性生命。

5. 如何预防卵巢囊肿蒂扭转?（视频:如何预防卵巢囊肿蒂扭转?）

有卵巢囊肿的患者,应定期进行妇科检查及腹部彩超检查,囊肿增大者应尽早治疗。避免做体位突然改变的动作,孕期、产褥期子宫大小、位置改变时,也容易发生蒂扭转,应特别注意。

如何预防卵巢囊肿蒂扭转?

（张　佚　郭　芬）

（五）外阴癌

小刘外阴总是瘙痒,并且还有溃烂,久治不愈,当地医生建议她做一下外阴活检。小刘不解:为什么要活检?不就是一个外阴炎吗?当地医生告诉她,首要排除外阴癌,小刘当时就吓傻了。外阴还会得癌症吗?

1. 什么是外阴癌?

外阴癌是外阴的恶性肿瘤,约占女性生殖道原发恶性肿瘤的3%～5%。其中以鳞状细胞癌最常见,继发性恶性肿瘤少见。最常发生在大阴唇,其次是小阴唇、阴蒂、会阴及尿道口等处。首先出现局部结节或肿块,并逐渐增大、坏死、破溃及感染,分泌物增多,伴有瘙痒疼痛感。肿物可呈乳头状或菜花样,可累及肛门、直肠和膀胱等。

2. 外阴癌的发病原因是什么?

外阴癌的发病原因尚不明确。目前认为人乳头状瘤病毒(HPV)是其发病的主要原因,但HPV阴性的外阴癌与外阴白斑、外阴萎缩、外阴尖锐湿疣及其他性传播疾病如梅毒、淋巴肉芽肿等有一定联系。

3. 外阴癌有什么症状?

外阴癌的常见症状是外阴瘙痒、局部肿块或溃疡,合并感染或较晚期可出现疼痛、渗液和出血。多数患者先有长期外阴瘙痒,多年后局部出现丘疹、外阴结节或小溃疡，经久不愈，有些患者伴有外阴白斑。当肿瘤邻近或侵犯尿道时，可出现尿频、尿痛、排尿烧灼感和排尿困难。晚期者表现为溃疡或不规则的乳头状或菜花样肿块，病变部位常有脓血性分泌物。病灶还可扩大累及肛门、直肠和膀胱，一侧或双侧腹股沟可摸到质硬且固定不活动的肿大淋巴结。

4. 如何治疗外阴癌?

外阴癌多以手术治疗为主，辅以放射治疗和化学药物治疗。外阴鳞癌对放射线敏感，但由于外阴皮肤对放射线耐受性极差，限制了外阴癌的照射剂量，因此放射治疗多用于术前、术后辅助治疗或转移淋巴结区域照射。化学药物治疗多用于同步放化疗及晚期癌或复发癌的综合治疗手段。

5. 放射治疗外阴癌有哪些适应证?

外阴鳞癌对放射线敏感，因此，以下情况适用于放射治疗。

(1)原发肿瘤巨大，浸润较深，接近或累及尿道、阴道及肛门，手术切除困难的鳞癌患者，术前放疗可使肿瘤缩小，以提高切除率，并保留邻近器官功能。

(2)手术切缘距肿瘤太近，不容易切除的患者。

(3)老年患者或其他原因不宜手术者。

(4)年轻患者阴蒂附近小的原发癌，要求保留阴蒂者。

(5)晚期外阴癌采用放疗和手术综合治疗以代替创伤大、患者不愿接受的盆腔脏器切除术。

(6)术后复发而难以再切除的外阴癌。

6. 生物免疫治疗外阴癌有哪些优点?

手术及放化疗都存在着不能根治外阴癌的缺点，手术只能切除局部病灶，易转移复发；放化疗毒副作用大，易使患者产生恶心、呕吐等症状，造成人体免疫功能损伤，严重挫伤患者的抗癌信心。

针对手术放、化疗的弊端，临床上在外阴癌术后进行生物免疫治疗，能改善机体功能状态，防止转移复发；与放疗化疗相结合，提高总的疗效，减轻毒副作用，有利于早日恢复手术损伤。对于不适合手术及放化疗的外阴癌晚期患者，生物免疫治疗可作为主要的治疗手段，通过增强机体免疫细胞数量，往往可以达到减轻症状，提高生存质量，延长生命的目的。

（崔海霞　张连琴）

第三篇　辅助生殖技术及避孕

一、辅助生殖技术

某医院生殖科诊室内,一位女性拿着检查报告给医生看,并告知医生夫妻两人结婚2年没有妊娠。医生建议她做试管婴儿,她想了解以下问题:什么是试管婴儿?第二代试管婴儿与第一代试管婴儿有什么区别?哪些情况应选择试管婴儿?她这种情况适合做试管婴儿吗?

1.什么是辅助生殖技术?

辅助生殖技术是在体外对配子和胚胎采用显微操作等技术,帮助不孕夫妇受孕的一种方法,包括人工授精、体外受精胚胎移植及其衍生技术等。

2.什么是试管婴儿?

体外受精胚胎移植技术指从女性卵巢内取出卵子,在体外与精子发生受精并培养3~5天,再将发育到卵裂期囊胚期阶段的胚胎移植到宫腔内,使其着床发育成胎儿的全过程,俗称为"试管婴儿"。

第一代试管婴儿:精子与卵子"自由恋爱",把卵子从母体内取出来,让爸爸自己把精液取出来,精子和卵子自由结合,形成胚胎。

第二代试管婴儿:精子与卵子"包办婚姻",爸爸精子质量差,不能与卵子自然结合,只能在医生的帮助下,用特制的针把精子挑选出来吸进针里,再用针把精子注入卵子内,帮助它们受精。

第三代试管婴儿:精子与卵子"优生优育",主要针对有遗传性疾病的爸爸妈妈,防止生出不健康的宝宝。可以在胚胎移植前取胚胎的遗传物质进行分析,提前诊断是否有异常。

3. 第二代试管婴儿比第一代试管婴儿好吗？

很多人有误区，以为第二代试管婴儿比第一代好。其实，试管婴儿技术不像系统更新那样一代优于一代，只能说哪一种更适合自己的具体情况，选择哪一种，哪一种就是对自己最好的。

4. 哪些人群适合做试管婴儿？（视频：哪些情况应选择试管婴儿？）

试管婴儿技术不仅仅是一项技术，更是一种爱，一个家庭的希望寄托。那么哪些人群适合做试管婴儿呢？有以下情况的不孕患者，如果想生育，都可以通过试管婴儿获得妊娠的机会。

哪些情况应选择试管婴儿？

（1）双侧输卵管不通　无论是炎症、结核、子宫内膜异位症导致的输卵管梗阻或蠕动能力差、先天性的输卵管缺如、宫外孕等原因导致输卵管切除均可使受精卵无法形成或通过，试管婴儿技术为这些患者架起了一座桥梁。可以说双侧输卵管不通是试管婴儿的绝对适应证。

（2）免疫性不孕　精液经过洗涤，在体外受精，避免免疫因素干扰。

（3）男性因素　精子质量低下，精液经洗涤浓缩后，在体外培养下可以明确是否具有受精能力。

（4）不明原因性不孕　在目前的检查条件下未找到明显的病因，经其他治疗没有成功的患者，可以采用体外受精胚胎移植技术获得一定的妊娠率。

（5）其他　如染色体异常、乙肝、梅毒等人群的生育计划。

5. 男方多长时间不排精来做精液检查比较合适？

一般男性 3 ~ 7 天不排精进行精液检查较为合适。禁欲时间过短，可能会影响精液的各项指标，影响医生对其精液质量的评估；而太长时间不排精也会影响精液质量，故对禁欲时间长的男性，建议先排精一次，禁欲 3 ~ 7 天后再行精液检查。

6. 取卵后卵巢多久可以恢复？

取卵后卵巢内囊肿吸收一般需要 1 ~ 2 个月的时间，如果发生严重的卵巢过度刺激,可能需要更长时间,在此期间可能出现月经紊乱。如果需要移植冷冻胚胎,一般建议取卵后第一次或第二次月经来潮5天内就诊,如果B超提示卵巢大小已恢复正常,可以进行内膜准备。

7. 取卵后可以正常活动吗? 能正常性生活吗?

取卵后禁止盆浴和游泳,可以淋浴;应避免剧烈运动,不要做大动作的行为,避免骑电动车、摩托车及剧烈活动,防止卵巢扭转。取卵术后因卵巢周围有少量渗液,可有轻微的腹痛、腰部酸困等不适,因此,应卧床休息1~2天。取卵后,夫妻双方半个月内禁止性生活。

8. 饮食方面需要注意什么?

饮食方面注意摄入高蛋白饮食,适当增加水果、蔬菜的量,保持大便通畅。多进食富含维生素、纤维素等易消化的食品,忌食辛辣、生冷食物,以防止便秘、腹泻。

9. 取卵后会有下腹隐隐胀痛不适,属于正常现象吗?

取卵后3天内,有的患者会有下腹隐隐胀痛不适,属正常现象。如果发生阴道出血现象或是出现头晕、心跳加快、四肢乏力、肛门坠胀加剧、尿量减少、单侧肢体胀痛等症状,请及时到医院进行检查治疗。

10. 取卵后遇到腹水怎么办?

女性取卵之后,如果出现的是轻度腹腔积液,3~4天后就会自行消失。如果是取卵回家以后出现腹腔积液,建议患者先观察每天体重变化和身体状况,一般会自己消退。腹腔积液不严重的话,在医生的建议下自己简单处理。如果腹腔积液比较严重,建议到医院仔细检查一下情况,并采取一定的措施。如果出现的是中度较为严重的腹腔积液,医生会建议患者先暂停胚胎的移植,等腹腔积液消除之后再做胚胎移植。在这段时间内,一般医生会在体外进行胚胎培养,选取优质的胚胎冷冻保存等患者身体恢复后再进行胚胎移植。

11. 做试管婴儿取卵后如何自我护理?（视频:做试管婴儿取卵后的自我护理）

做试管婴儿取卵后的自我护理

做“试管婴儿”取卵后,应做好以下自我护理措施。

（1）取卵后需严格遵医嘱服药,切勿擅自减量、停药。

（2）避免剧烈运动,不要有大动作的行为,避免骑电动车、摩托车及剧烈活动,以防发生卵巢扭转。

（3）取卵后因卵巢周围会有少量渗液,可出现轻微腹痛、腰部酸困等不适症状,需卧床休息 1～2 天。

（4）取卵后可以淋浴,禁止盆浴和游泳,2 周内禁止性生活。

（5）加强高蛋白饮食的摄入量,适当增加水果、蔬菜的量,保持大便通畅。多进食富含维生素、易消化食物,忌食辛辣、生冷食物,以防止便秘、腹泻。

（6）取卵后初期有的患者会有下腹隐隐胀痛等不适,属正常现象。若发生阴道出血或是出现头晕、心跳加快、四肢乏力、肛门坠胀加剧、尿量减少、单侧肢体胀痛等症状,请及时到医院进行检查治疗。

12. 备孕期间需要服用叶酸吗?

准备妊娠前,需服用叶酸最少 3 个月,剂量 0.4 mg,每日 1 次。妊娠后,继续服用叶酸 3 个月,避免神经管缺陷发生。

13. 做试管婴儿可以选择性别吗?

每次妊娠都有 50% 机会是男性和 50% 机会是女性。随着辅助生殖技术的发展,技术上已经能实现性别筛选,但是在我国是受法律限制的,不可以选择性别。只有符合严格的适应证的患者,才能实施胚胎植入前遗传学诊断（PGD）选择子代性别,从而减少遗传疾病的发生。

14. 什么是多胎妊娠?（视频:什么是多胎妊娠?）

什么是多胎妊娠?

一次妊娠同时怀有 2 个或 2 个以上的胎儿时称为多胎妊娠,以双胎多见，三胎少见，四胎及四胎以上妊娠者罕见。

15. 多胎妊娠好吗？一次最多可以妊娠几胎？

多胎妊娠会增加新生儿和婴儿近期和远期的发病率，如胎儿早产、低体重儿等风险增加。早产儿的后期诊治费用也是较大的经济负担，治疗费用至少是足月婴儿的 10 倍以上。多胎妊娠母体的并发症较单胎妊娠增加了 7 倍，包括妊娠剧吐、妊娠糖尿病、高血压、贫血、出血、剖宫产、产后抑郁症等。

我国卫生部于 2003 年修订实施的《人类辅助生殖技术规范》规定：对于多胎妊娠必须实施减胎术，避免双胎，严禁三胎和三胎以上妊娠分娩。高龄孕妇、瘢痕子宫、子宫畸形、宫颈机能不全等多胎妊娠应减为单胎。

16. 减胎时目标胎儿如何选择？

(1)选择有利于操作的妊娠囊，如最靠近阴道壁的妊娠囊。

(2)选择含有最小胚体的妊娠囊。

(3)选择靠近宫颈的妊娠囊。

17. 减胎手术痛苦吗？

减胎术是微创手术，患者无明显痛苦，是一项比较成熟的技术。所以并没有人们想象的那么痛苦和可怕。

18. 如何护理减胎术后患者？（视频：减胎患者手术前、后的护理）

减胎患者手术前、后的护理

减胎术后应做好以下护理。

(1)严密观察有无腹痛及阴道出血情况。

(2)术后适当卧床休息，禁止不必要的妇科检查，以减少对子宫的刺激。禁止性生活 12 周，保持外阴清洁，预防感染。

(3)多食富含维生素、蛋白质、纤维素的易消化食物，保持大便通畅。选择促进食欲的食物，不要拘泥于进食时间，想吃就吃，少食多餐。比如睡前和早起时，坐在床上吃几块饼干、面包等点心，可以减轻呕吐，增加进食量。

（4）嘱孕妇定期复查 B 超，观察保留胎儿的生长发育情况以确认减灭的胚胎未复活。否则，需行第二次减胎术。

（5）为预防晚期流产及早产，在孕 16 周复查 B 超时，需要注意观察子宫颈发育情况及观察有无内口松弛，必要时行宫颈环扎术。

（6）围生期保健直接关系到减胎术后的妊娠结局，术后任何时期有腹痛及阴道流血，均应尽早卧床休息并用保胎药物治疗。

19. 辅助生殖技术可以避免宫外孕吗？

从最早的人工授精到目前常用促排卵药物的应用，以及体外受精胚胎移植（即“试管婴儿”），均有可能发生异位妊娠。其发生率与自然妊娠发生异位妊娠的比例基本相同或略高。在这个过程中，术前有输卵管病变、盆腔手术史、移植胚胎的技术因素、置入胚胎的数量和质量、激素环境、胚胎移植时移植液过多等因素都可能引起宫外孕。

20. 试管婴儿分娩时是剖宫产还是自己生？

试管婴儿不是剖宫产的适应证，单胎试管婴儿无病理产科情况可阴道试产，若双胎妊娠可放宽剖宫产指征。但不是所有的试管婴儿孕妇均需要剖宫产分娩的。

（张　侠　常明明）

二、避　孕

在某社区义诊现场，一位妇科医生被几位年轻的女孩包围着，正在给她们解答疑问，例如：避孕的方式有哪些？安全期避孕靠谱吗？短效避孕药有哪些？有何毒副作用？会致癌吗？紧急避孕药口服一次可以避孕多久？

1. 避孕的方式有哪些？（视频：避孕的主要方式有哪些?）

避孕的主要方式有哪些?

避孕是应用科学手段使女性暂时不受孕，还没做好要宝宝的女性需要合理避孕，避孕的方式有以下几种：宫内节育器；口服避孕药；避孕套；女性绝育；安全期避孕；男性结扎。

2. 安全期避孕靠谱吗？

安全期避孕是指在月经前后几天，不戴安全套内射。但是很多女性月经周期并不规律，而且排卵受情绪、健康、压力等多重因素影响，难以准确估量，再加上精子活跃度较高，且存活时间有差异。所以，安全期避孕是不靠谱的。

3. 短效避孕药有哪些？有何毒副作用？会致癌吗？

短效避孕药主要有妈富隆、优思明、优思悦、达英 35 等含有雌孕激素的复合制剂。是目前非常有效的避孕方式，而且副作用相对也比较少。短效避孕药导致发胖的情况并不多见，而且避孕药也不会致癌。但是服用短效避孕药一定要谨遵医嘱，坚持每天服用。

4. 紧急避孕药口服一次可以避孕多久？

紧急避孕药的成功率可高达 94% ~98%，但是因为激素含量大，所以对身体的副作用会大一些，不可作为常规避孕手段。紧急避孕药只是一种事后补救方法，仅对一次无保护性生活有效，不能对下一次性生活产生避孕效果。

5. 男用避孕套有哪些优点？

男用避孕套的成功率在90%～95%，是目前成功率较高、成本较低、副作用较小的避孕方式。但必须正确、全程使用，才能有效避孕，同时预防性病、艾滋病的发生。

6. 如何正确使用避孕套？（视频：正确使用避孕套）

夫妻在进行性生活时，如何正确使用避孕套呢？有部分人甚至连避孕套的正反都分辨不清楚。

正确使用避孕套

在使用避孕套前应首先查看生产日期和有效期，过期的避孕套已经变质，容易发生破裂，不宜使用。避孕套的保存须在阴凉、干燥和不接触酸、碱、油的环境中。如接触上述条件后易变得发黏、发脆，即使在保质期内也不建议再使用。

在打开避孕套包装时，应先把避孕套挤到袋子的一边，然后在另一边撕开包装，避免伤及袋内的套套，随后再判断避孕套的正反，检查有无破损、漏气。一般情况下，当避孕套处于正常状态时，也就是正面朝上的时候，避孕套顶端的小气囊突起，形状类似草帽；反之则更像一顶毡帽。避孕套应该在性生活前就戴好，套上龟头前应捏瘪避孕套顶端供贮存精液用的小气囊，以防止气囊中的空气遇热膨胀，促使射精时精液向阴茎根部溢出，进而导致意外妊娠。

取下避孕套时不可让精液流出，也不要让避孕套外面的阴道分泌物接触身体。每个避孕套只能使用一次，用过的避孕套应装入塑料袋扔进垃圾筒。

7. 宫内节育器为何能避孕？

宫内节育器又称节育环，就是节制生育的工具，节育环放置宫腔里，干扰受精卵着床，还有导致受精卵胚胎死亡，减少受孕概率。

8. 哪些人群适合放置宫内节育器？

宫内节育器是我国育龄期女性最常用的避孕方法，这种避孕方式适合紧急避孕，也适合长期不想要孩子的女性。总体来讲，宫内节育器是一种安全、高效、长效、可逆、简便、经济的避孕方式。

9. 宫内节育器放置时间有要求吗？

一般以月经干净后 3 ~7 天内放置较为适宜，因为在这个时间内妊娠的机会很小；且子宫内膜为增生期，内膜较薄，放置后引起损伤及出血的机会较少。国外亦有选择在行经期放置，因此时可排除置器前妊娠的可能性，且子宫颈口较松，操作容易，还可避免因放置后又一次子宫出血的心理负担。

10. 放置宫内节育器后如何进行日常护理？（视频：放置宫内节育器后日常护理）

放置宫内节育器后日常护理

放置宫内节育器避孕，是我国育龄期女性的主要避孕措施，那么，放置宫内节育器后如何进行日常护理呢？

（1）首先要适当休息，避免过重的体力劳动。一般放环后要休息 3 天，1 周内不要做过重的体力劳动，以免造成节育环的脱落和阴道出血。

（2）注意卫生，避免感染。放环后外阴部要每天清洗，保持清洁，2 周内不要洗盆浴，不要同房，避免感染。

（3）注意阴道流血和节育环的脱落，如果发现阴道流血较多，超过平时月经血量或流血时间较长，月经周期的变化比较明显应及时到医院去检查。放环最初 3 个月内，还要多注意节育环有没有脱落。

（4）定期检查。一般放环后第一次检查是在放环后第一次月经干净后，第二次检查是放环后的 3 ~6 个月内，第三次检查是在放环后满 12 个月复查，以后每年复查一次直至停用。

（5）放环后应注意饮食调理，适当增加营养，特别是多进食一些铁质含量丰富的食物，如瘦肉、猪肝、菠菜、鸡蛋等食品，也可多吃豆制品类，增加蔬菜类和新鲜水果，一般经上述饮食调理，能有效地预防因放环后副作用给人体带来的体能消耗。

（6）放环的操作虽然简单、安全，但毕竟还是一种手术操作，为了避免感染，术前3天及术后2周内禁止性生活，注意阴道卫生，放环后不要洗盆浴，以免造成宫腔感染。

（7）放环后可能出现的副反应。如果放环后月经量明显增多，月经期明显延长或经常有少量流血及有严重腰酸腹坠疼痛，这些都是不正常现象，应当到医院检查。

11. 女性节育手术安全吗？

女性绝育手术后不会再妊娠，大多数的手术是安全的，不会造成过大伤害。如果已经育有子女，不打算再要孩子，并且不想采取其他短效的避孕方式，可以采用绝育的方式进行避孕。但是可能会出现盆腔粘连的情况。

12. 男性节育手术安全吗？

输精管结扎是非常成熟的一个技术，结扎时要把输精管截掉一段，把两个口折一下然后再进行结扎。这样做可以避免输精管生长结合，是比较有效的避孕方式。结扎手术后如果想要孩子，可以通过外科手术进行处理，仍然是可以妊娠的。

（张　侠　常明明）